朝日新書
Asahi Shinsho 897

スマホはどこまで脳を壊すか

榊　浩平・著
川島隆太・監修

朝日新聞出版

はじめに
スマホは人を幸せにするのか?

東北大学加齢医学研究所
教授　川島隆太

「デジタルの活用で一人ひとりの幸せを実現するために」

2021年9月1日に発足したデジタル庁のホームページにある言葉です。国民生活の利便性を向上させ、官民の業務を効率化し、データを最大限活用しながら、安全・安心を前提とした「人に優しいデジタル化」社会を創るために、国は大きく舵《かじ》を切りました。

デジタル化社会の脆弱《ぜいじゃく》性は、2022年10月に発覚し大きなニュースとなった、大阪の基幹病院が身代金要求型ウイルス「ランサムウエア」とみられるサイバー攻撃でシステム障害が継続し、日常診療に大きな影響が出ていることなど、大きな社会問題として認識しなくてはいけません。たとえセキュリティをどんなに高めても、いたちごっこです。脅威をもたらす側は、安全・安心を守る側と同様かそれ以上に技術革新をしてきますので、必ず隙《すき》をつかれてしまうことでしょう。従来の紙のカルテであれば、たとえ利便性や効率性が悪くとも、こうした致命的なリスクは避けることができます。

近い将来、全国の学校に導入される電子教科書も、サーバーがハッキングされたら、授業が長期間できなくなってしまうのではと余計な心配もしてしまいます。夏休みを倍増させたい「悪い子」たちがチャレンジをしかけてくるのでは、と妄想しています。

本書では、社会の「デジタル化」にともない、私たちの生活の一部となったインターネットの使用習慣を「オンライン習慣」と定義し、我々が脳科学研究の中で発見した危険性について大きく二つの点を、みなさんと情報共有したいと思います。いずれも、オンライン習慣は、人を必ずしも幸せにするものではないことが科学的に明らかになったものです。

一つ目は、スマートフォン（以下スマホ）に代表されるデジタル機器の「害」についてです。スマホは、個人の生活におけるオンライン習慣の中心です。スマホがないと生活自体が成り立たないと多くの人が信じ切っています。スマホの危険性については、いわゆる

す。

しかし、こうした「事故」よりも恐ろしいのは、オンライン習慣によって、ほとんどの人が常に情報に接しようと行動をするように「改造」されてしまっていることです。恋人とのデートでお互いに自分のスマホを見ている。家族との食事や外出中に、親が子どもの顔を見ずにスマホを見ている。今では、多くの人は、この異常性に疑問を感じることすらなくなってきています。

私たちが行なった子どもたちの脳発達を、ＭＲＩ画像を用いて追跡する研究では、スマホ等を毎日常用している子どもたちの脳発達が大きく損なわれることが科学的に検証済みです。大学生でスマホ依存傾向がある者は、脳の神経線維《せんい》（情報ネットワーク）に異常が生じ、不安・抑うつ傾向が高くなり、共感性や情報制御能力が低くなっていることもわかっています。数年以内には、デジタル機器を常用することが、私たちの遺伝子レベルでどのような影響を与えているのかも明らかになり、明確な「科学的エビデンス」を持って、スマホ等が人体にあたえる深刻な害について社会に提示できるようになります。

スマホ利用時間の長い子どもたちの学力が低いことは、もはや常識になりました。教育関係者は、スマホ利用時間が長くなることにより、家庭での学習時間が短縮したり、睡眠の質が悪くなったりすることが主因と、科学的エビデンスのないまま「勘違い」しています。しかし、実態はより深刻で、脳発達の遅延の問題だったと考えられます。

もう一つは新型コロナ禍において、社会のスタンダードになってしまった感のあるオンライン・コミュニケーションに関してです。ＬＩＮＥやＺｏｏｍなどを介してやりとりするコミュニケーションは、在宅勤務を容易にしてくれ、まさに社会の「デジタル化」がもたらした大いなる福音、生活革命の真骨頂と多くの人が信じています。物理的に遠く離れた人と簡便に顔を見ながら話をすることができます。

しかし、私たちが行なった脳機能イメージング研究成果は、オンラインでは、コミュニケーションの質が非常に低く、人々が共感しあえないことが明確にわかりました。情報伝達のみを目的としたコミュニケーションであれば、オンライン・コミュニケーションは必要十分かもしれません。

一方で、他者と「こころとこころの触れ合い」が必要な局面では、現在のオンライン・コミュニケーションは全く無力であることが証明されているのです。遠く離れた両親にテレビ電話で孫の声を聞かせてあげる。コマーシャルに出てきそうな場面ですが、期待される効果は、孫の写真を送ることと全く差異はありません。

国策でごりごりと進められている「人に優しいデジタル化」にあらがうことは無意味でしょう。ただ「人として幸せに生きる」ためには、オンライン習慣を必要最低限に抑えることが大事であると多くの方に知っていただきたいと願っています。

スマホはどこまで脳を壊すか　目次

おわりに

コラム

イラスト 祖田雅弘
図版 谷口正孝

第1章

思考の中枢を担う前頭前野を守れ

脳は領域によって機能を分担している

突然ですが、みなさんに質問です。脳の機能といえば、どのようなものが思いつきますか？

「全身に指令を出すこと」「物事を記憶すること」「ものを見たり、音を聞いたりすること」――たくさんの答えが浮かんだと思います。今まさに「脳の機能って何だろう？」と考えていたこともまた、その一つといえるでしょう。このように、脳はたくさんの機能を持っているのです。

脳は、領域によって異なる機能を分担していることがわかっています。

例えば、脳のある特定の領域が事故や病気で傷ついてしまうと、他の活動には全く支障がないのにもかかわらず、ある特定の機能だけが失われてしまうといったことが起こるのです。これを少し難しい言葉で、「脳機《のうき》能局在論《のうきょくざいろん》」といいます。そして、この脳の領域による機能の違いを特定し、脳を地図に見立ててマッピング（領域と機能の対応づけ）をしていく研究を「脳機能マッピング研究」といいます。

大脳には四つの部屋がある

一般的にみなさんがイメージする「脳」というのは大脳を指します。脳は大脳のほかに、小脳や脳幹《のうかん》などからなっていて、中でも大脳は脳全体の約85パーセントの重量を占めています。他の動物たちと比べて、特にヒトでは大脳が大きく発達していることが知られています。

大脳は大きく四つの領域に分けられます【図1-1】。頭のてっぺんにあるのが頭頂葉《とうちょうよう》、耳の奥にあるのが側頭葉《そくとうよう》、頭の後ろにあるのが後頭葉《こうとうよう》、おでこの裏側にあるのが前頭葉《ぜんとうよう》と、それぞれ名前がついています。これらの領域はさらに細分化でき、多種多様な機能を担っています。ここでは、四つの領域が分担している代表的な機能をご紹介していきます。

機能の紹介に入る前に、先に脳の「方向」の呼び方についてご説明します【図1-2】。まずは、正面を向いたときに顔がある方が前、反対側が後ろです。これは単純ですね。次に、頭のてっぺんの方向が上、首から身体の方向が下です。ちなみに、上を背側《はいそく》、下を腹側《ふくそく》と呼ぶこともあります。「前がお腹、後ろが背中では?」と思われたかもしれません。

［図１－１］大脳にある四つの部屋

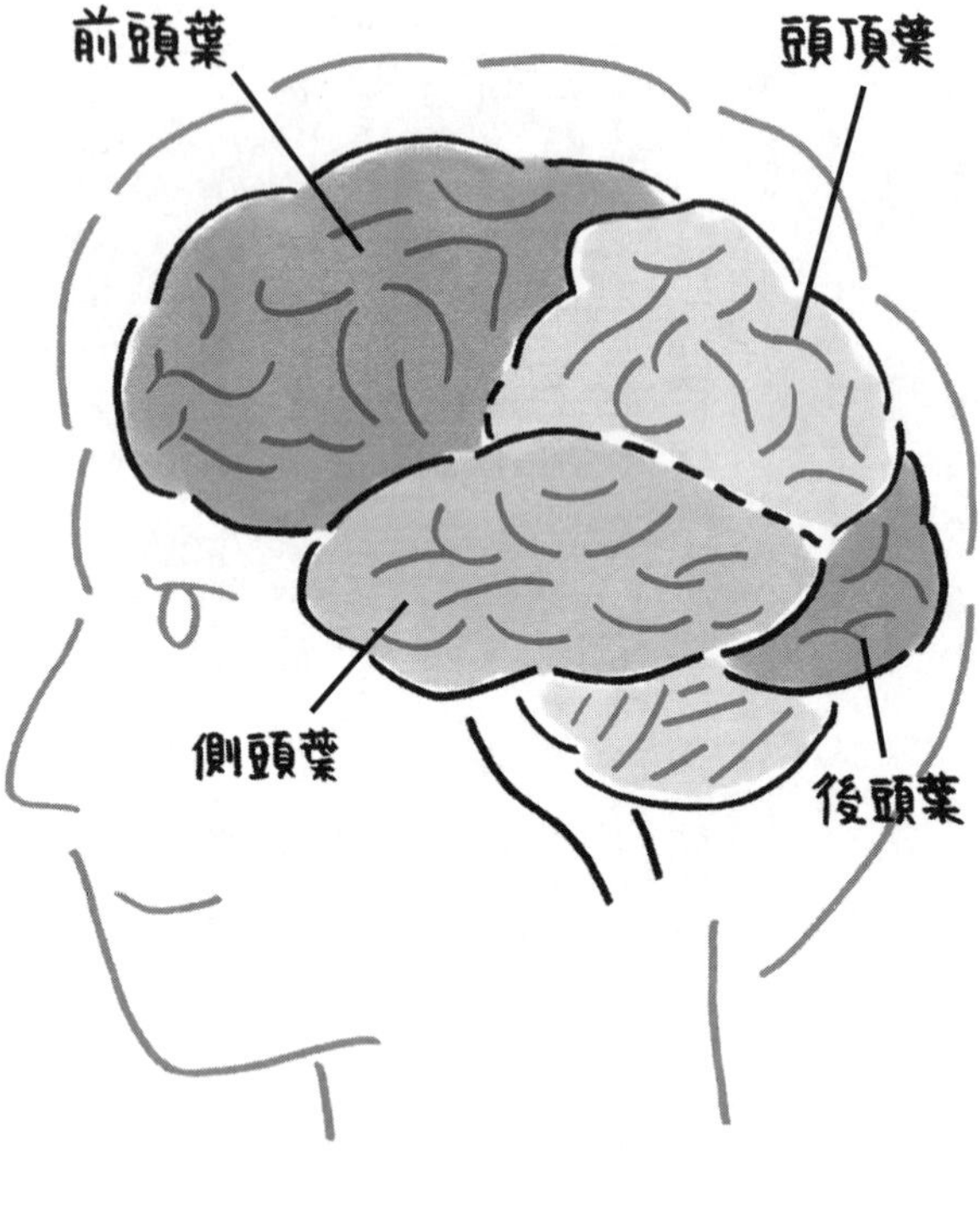

［図１－２］脳の「方向」の呼び方

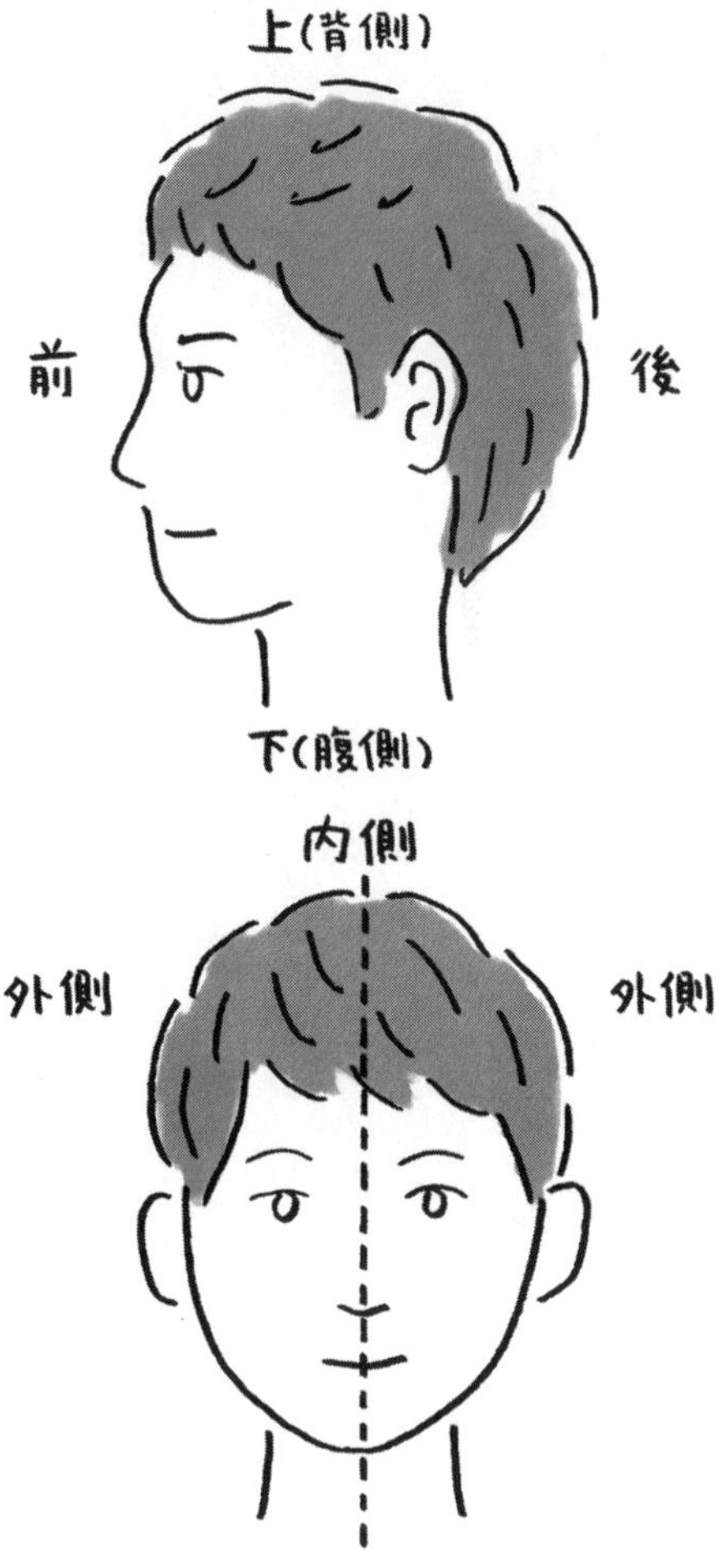

ヒトは二足歩行のため、そのように見えますが、多くの動物たちは四足歩行です。試しに四つん這《ば》いになって正面を向いてみてください。頭のてっぺんが向く上方向に背中、下方向にお腹がきているかと思います。そのため、上が背側、下が腹側となるわけです。

最後に、頭が左右対称であると仮定したとき、対称軸（【図1－2】下図の点線）に向かう方向が内側《ないそく》、左右に離れる方向が外側《がいそく》と呼ばれます。日常的な言葉の使い方と少し異なるので、混乱しないように【図1－2】を参考にしながら読み進めてください。

まずは、頭頂葉の機能から見てみましょう。頭頂葉の前側には、何かを触ったり誰かに触られたりしたことを認識する触覚に関する機能があります。この領域を「感覚野《かんかくや》」と呼びます。身体の中でも手指や顔など、特に敏感な部位に対応する感覚野の面積は、その分広く用意されていることもわかっています。

その後ろ側には、空間を認識する機能を持つ「頭頂《とうちょう》連合野《れんごうや》」があります。みなさんが今日も職場から家まで迷わずに帰ってこられたのは、頭頂連合野がきちんとはたらいてくれたおかげです。また、比喩などの複雑な言葉を処理する機能を持つ「角回《かくかい》」【図1－3】も頭頂葉に位置しています。

次に側頭葉です。その中央には、音を聞き分ける聴覚に関する機能があります。この領

[図1－3] 言葉に関係する脳の領域

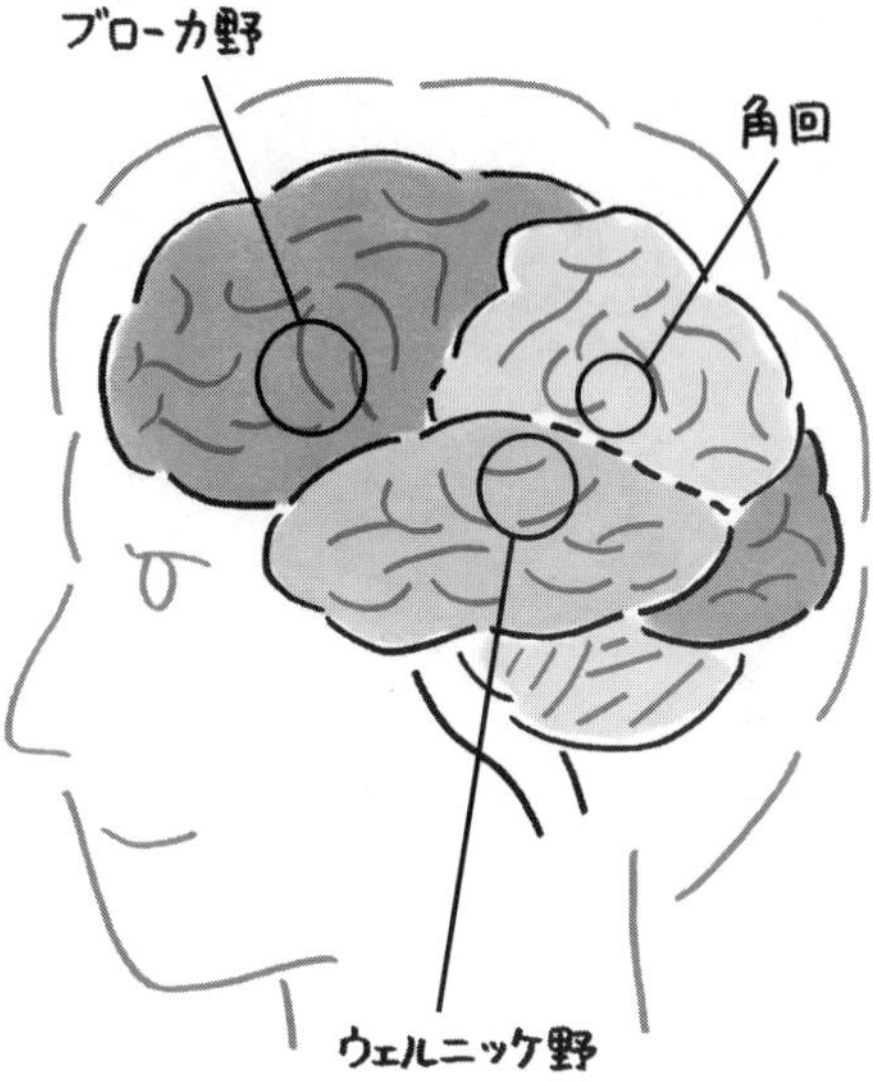

域を「聴《ちょう》覚野《かくや》」と呼びます。その後ろ側には、言葉の音声と意味を結びつけて理解する機能を持つ「ウェルニッケ野」【図1－3】があります。脳卒中などでウェルニッケ野が傷ついてしまった方は言葉を聞いて理解する機能が著しく低下し、話し言葉も言い間違いや意味のない単語を使うことが多くなってしまいます。この症状を感覚性失語といいます。

　後頭葉には、ものを見る視覚に関する機能があります。この領域を「視《し》覚野《かくや》」と呼びます。

私が脳科学を勉強し始めたとき、後頭葉に視覚野があると聞いて不思議に思いました。ヒトの目は頭の前側についているのに、脳の中ではわざわざ一番遠い頭の後ろ側でものを見ているのです。お酒を嗜《たしな》む方の中には、深酒をして視界がグニャグニャと曲がって見えた経験をお持ちの方もいるかもしれません。これは、アルコールによって視覚野の機能が一時的に低下してしまって起こる現象といえます。

最後が前頭葉です。後ろ側には、身体を動かす機能があります。この領域を「運動野《うんどうや》」と呼びます。その前側の大きな領域を「前頭前野《ぜんとうぜんや》」【図1－4】と呼びます。前頭前野は、何かを考えたり、覚えたり、理解したりするような知的活動に関する機能があります。また、言葉を話したり、相手の気持ちを推し量ったり、感情を制御したりする、コミュニケーションに不可欠な機能も支えています。

前頭前野の後部下側には、発音や文法など言葉を作る機能を持つ「ブローカ野」【図1－3】があります。ブローカ野が損傷されると、言葉が出てきにくくなり、たどたどしい話し方になってしまいます。この症状を運動性失語といいます。

私たちヒトは、他の動物たちと比べて特に前頭前野が大きく発達しています。動物たちは、私たちと同じようにものを見たり身体を動かしたりすることはできても、言葉を話す

［図１－４］脳の司令塔、前頭前野

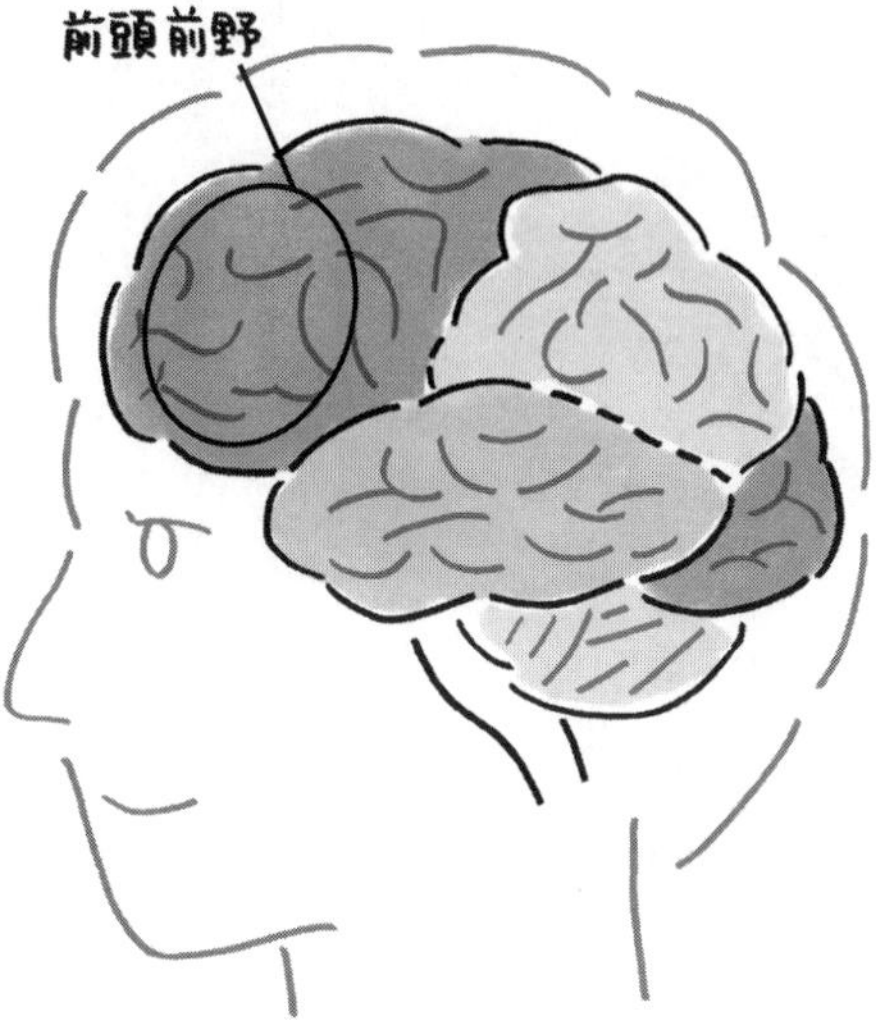

ことはできません。動物と一緒に暮らしている方は、「うちの子は賢いから話せるよ！」と思ったかもしれません。動物の鳴き声から意図や気持ちを読み取ることもまた、私たちヒトの前頭前野が持つ機能といえるのです。

このように、前頭前野には人間を人間たらしめているような大切な機能がたくさんつまっています。そのため、私たち東北大学加齢医学研究所では前頭前野を鍛える方法を研究し、それを「脳トレ」と呼んでいるのです。

前頭前野の大切な役割① 認知機能

前頭前野の機能について、さらに詳しく見ていきましょう。

情報を素早く適切に処理したり、覚えたりする脳の機能を総じて「認知機能」といいます。私たちが日常生活を送る上で必要不可欠なものです。認知機能の多くは前頭前野の外側がはたらくことで実現されています。認知機能に含まれるいくつかのはたらきについて、一つずつご紹介していきます。

将来の計画を立ててやり通したり、感情や行動を抑制したりする機能を「実行機能」といいます。英語の直訳に近いので、直感的にはわかりにくく聞きなれない言葉かと思います。英語では「Executive function」と表現されます。Executive（エグゼクティブ）と聞くと、ピンとくる方もいるかもしれません。企業の執行役員などをエグゼクティブと呼びますよね。実行機能は脳の中の執行役員のような役割を担っていると思っていただければわかりやすいと思います。

お勤めの方は「ＰＤＣＡサイクルを回せ！」と耳にする機会が多いのではないでしょう

か。このＰＤＣＡ（Plan, Do, Check, Action）を可能にしているのが実行機能といえます。反対に、「思い立ったらまず行動」「Don't think, feel.」派の方々は前頭前野をあまり使わず、直感的に行動しているといえるでしょう。

感情や行動を抑制する機能もまた、日常生活を送る上で大切なものであるといえます。ご年配の方から「歳を重ねて涙もろくなってきたんだよな……」という話をよく聞きます。人生を重ねた深みによって、感受性が豊かになったというわけではありません。前頭前野の機能が低下してきて、感情を制御する機能が弱まっている証拠なのです。他人の意見を受け入れる柔軟性が失われて、頑固になったり口うるさくキレやすくなったりするのも同じ理屈です。

また、「作業記憶」という認知機能もあります。これは情報を一時的に保持しながら操作する機能をいい、英語では「Working memory」と表現されます。ワーキングメモリというと、どこかで聞いたことがあるという方も増えるかもしれません。作業記憶はしばしば、脳の中の作業台に例えられます。コンピュータに詳しい方は、ＲＡＭ（Random Access Memory）のようなものととらえていただけばわかりやすいでしょう。脳の作業台の広さやＲＡＭの容量は、人によって異なります。

ここで突然ですが、抜き打ちテストです。言葉に関係する機能を持つとして取り上げた脳の領域はどこでしたか？

正解は、「ウェルニッケ野」「ブローカ野」「角回」でした【図1―3】。いくつ思い出せましたか？

作業記憶の容量が大きい人は、要点を記憶しながら読み進めるということができるため、無事にすべて思い出すことができたでしょう。一方で、全く思い出すことができなかった方は、作業記憶が衰えてきているかもしれません。日常生活においても、買い物に出かけて何かを買い忘れて帰ってきてしまった経験がないでしょうか。必要なもののリストを記憶しながら買い物をするのにもまた、作業記憶を要するのです。

実は作業記憶の容量はそれほど大きくありません。マジカルナンバー7という言葉が示す通り、私たちが同時に覚えていられる事柄は一般的に七つ程度しかありません。そのため、ヒトは複数の課題を並行して進めるマルチタスクが苦手です。効率の低下やミスの増加を防ぐためにも、何か仕事や作業をするときには、各工程を同時に進めるのではなく、優先順位をつけて、順番に一つずつ片付けていくことをおすすめします。また、無理に作業記憶に頼るのではなく、メモを活用することも有効な解決策となるでしょう。

情報を素早く正確に処理する能力も認知機能の一つで、「処理速度」といいます。一般的にいわれる頭の回転の速さのようなものです。日頃からテキパキと仕事や家事をこなせる方は、処理速度という機能の指標が高いといえます。重要なことは素早くかつ「正確に」というところです。作業スピード自体が速くてもケアレスミスの多い方は、処理速度が高いとはいえません。日頃から誤字脱字や計算間違いが多い方は、時間に余裕を持って丁寧に作業し、ダブルチェックを心掛けるといいでしょう。

集中力の持続や注意の切り替えも、認知機能に含まれます。一つの物事を集中してやり遂げるためには、注意を持続させる必要があります。これを「持続的注意」と呼びます。

一方で、外界にあふれるたくさんの情報の中から、特定の情報にだけ注意を向けて行動することも必要です。これを「選択的注意」と呼びます。例えば、席数の多い飲食店で食事をしているときに、自分の名前を呼ばれたり、自分と関連する話をされていたりすると、周囲が騒がしいにもかかわらずはっきりと聞き取れることがあります。この現象はカクテルパーティ効果として知られています。

日常生活において「注意力」が必要な行動といえば、運転が挙げられます。信号機や道路標識に目を向けながら、周囲の車と間隔をとり、歩行者の飛び出しなどにも気を配る必要があります。近年、高齢者ドライバーの交通事故を、報道などで目にする機会が増えてきました。加齢にともなって注意力が低下すると、やはり事故の危険性が高まってしまうといえます。

このように、前頭前野は私たちが日常生活を送ったり、仕事や学業に努めたりする上で必要な認知機能を支えてくれている大切な脳の領域なのです。

前頭前野の大切な役割② コミュニケーション

ここまでに取り上げた様々な脳の機能の中で、コミュニケーションに関係するものを復習してみましょう。

言葉を話したり、理解したりするためには、言葉に関係する脳の領域を使います。ウェルニッケ野、ブローカ野、角回を挙げました。特に言葉を作り出す重要な機能を持つブローカ野が、前頭前野に含まれています。

続いて、認知機能の中でご紹介した、感情を抑制したり制御したりする機能もコミュニケーションを円滑に進めるために必要だといえます。この機能は前頭前野の外側が関わっています。

仕事で失敗をしたり、寝坊して遅刻してしまったりしたとき、上司から怒られるのが恐くて、つい嘘《うそ》をついてごまかしてしまったことはありませんか？　日常的に嘘をつく習慣がついてしまうと、周りからの信用を失い、オオカミ少年のような扱いをされてしまいます。嘘をついたりごまかしたりせず、正直に生きようと努めることもまた、前頭前野の外側の機能なのです。[1]

前頭前野は認知機能を支える外側だけではなく内側も、コミュニケーションをする上で重要な機能を担っていることが知られています。ちょうどおでこの真ん中辺りに入っている脳領域です。その機能とは、他人の気持ちや意図を推し量るというものです。心理学の言葉では「心の理論」と呼ばれています。

「心は身体のどこに入っているでしょう？」と、聞かれたらみなさんは何と答えますか？

古代ギリシャの時代から議論されてきたテーマです。古代ギリシャの哲学者アリストテレスは「心は胸の中、心臓の辺りにある」といい、一方で、医学者であるヒポクラテスは「心は頭の中にあり、脳の機能である」といいました。みなさんの中には前者のように考える人がいるかもしれませんし、後者の人もいるでしょう。心とは複雑で抽象的な概念であるため、答えを突き詰めようとすると哲学の話になってしまいます。

例えば、日本語では他人を大切に思いやることができる状態を「心ある」といいます。反対に、他人を傷つけるような思慮に欠ける状態を「心ない」と表現します。そう考えると、他人の気持ちや意図を推し量る「心の理論」を支えている、前頭前野の内側が「心」の正体であるという見方もできるかもしれません。

他人の気持ちを推し量るために、相手の立場に立って物事を考えるという方法を用いる方も多いのではないでしょうか。この機能を、心理学の言葉で「視点取得《してんしゅとく》」と呼びます。自分とは別の視点で物事を見る視点取得をするために使われているのも、前頭前野の内側の脳領域です。他人の気持ちがわからないと、無意識に失礼なことを言って傷つけたり、怒らせたりしてしまいます。

みなさんは相手の気持ちを推し量ろうとするとき、相手のどこに注目しますか？　おそらく、相手の顔の表情に注目する方が多いのではないでしょうか。他人の感情を読み取ることを、日本語では「顔色をうかがう」と表現します。表情から相手の気持ちを推測することも、コミュニケーションに欠かせない機能の一つです。相手の表情から感情を読み取る、顔色をうかがうという行為にも、前頭前野の内側が関係しています。[2]

意識的に相手の気持ちを読み取ろうとしなくても、自然と相手の気持ちに共感していることもあります。つらい思いをしている人を見ると自分のことのように悲しい気持ちになります。このときにも前頭前野の内側が活動していることが報告されています。[3]

映画を見たり小説を読んだりする場合に、物語の世界に入り込み、主人公や登場人物の目線から物事を見ているように感じることがあると思います。物語に感情移入して楽しむことができるのも、前頭前野の内側がはたらいてくれているおかげなのです。

「この人と話していると楽しいな」と感じるのはどのようなときでしょう？　例えば、会話の中で面白いジョークを交えてくれるような、ユーモアのある方とのコミュニケーションは笑いの絶えない楽しいものになります。

ジョークを聞いて面白いと感じ、笑うこともまた、前頭前野の内側の機能の一つです。[4]

ちなみに、笑うという行為は私たちヒトにしかできません。動物たちが笑っているような写真や映像を目にすることがあるかもしれません。それは私たちが、動物たちの表情を見て笑っているように感じているだけです。

このように、コミュニケーションには前頭前野の持つ様々な機能が重要な役割を果たしているのです。

脳の活動を観察する方法――脳機能イメージング

脳は頭蓋骨《とうがいこつ》の中に入っていて、外から直接観察することはできません。また、動物実験のように、生きているヒトの脳を解剖して顕微鏡で観察するわけにもいきません。ヒトの脳の活動を観察するためには、脳を傷つけずに安全な方法で観察する技術が必要不可欠なのです。

科学技術が発展する前の脳機能マッピング研究は、亡くなった方の脳を解剖する「死後脳」の研究が主流でした。生前に外傷や脳出血などで脳の機能が低下した患者さんを観察します。その患者さんが亡くなってしまった後に脳を解剖し、損傷が見られた脳領域と、生前に観察された症状を紐《ひも》づけることで、脳の機能と領域を対応させてマッピングしてきました。言葉に関係する脳の領域として紹介したブローカ野やウェルニッケ野は、まさにこのような方法で発見されたのです。ブローカとウェルニッケというのは、これらの領域を発見した医師の名前です。

近年、脳の活動を外部から安全に観察する方法が開発されました。脳の活動の写真を撮って観察することから、「脳機能イメージング研究」と呼びます。研究に用いられる代表的な計測機器として、ＰＥＴ《ペット》（Positron Emission Tomography）、ＥＥＧ（ElectroEncephaloGram）、ＭＥＧ（MagnetoEncephaloGram）、ＭＲＩ（Magnetic Resonance Imaging）、ＮＩＲＳ《ニルス》（Near-InfraRed Spectroscopy）などが挙げられます。それぞれの機器には長所と短所があり、研究の目的に合わせて選ばれます。

脳活動を計測する専門的な原理についての説明は省きますが、大きく二通りに分けられます。一つは、神経活動にともなう脳血流量の変化を計測することで、脳活動を推定する方法です。ＰＥＴ、ＭＲＩ、ＮＩＲＳがこの計測法を用いています。もう一つは、神経活動にともなう電気活動を計測することで、脳活動を推定する方法です。ＥＥＧ、ＭＥＧがこの方法を用いています。

これらの脳活動計測機器の性能は、いくつかの観点で比較されます。

一つ目は、どれだけ細かく見ることができるかです。この性能を「空間分解能」と呼びます。カメラに例えると、画素数のようなものです。空間分解能が高いほど、鮮明な写真を撮ることができます。脳の神経細胞の大きさは、数マイクロメートル（１００万分の１メートル）程度といわれています。つまり、神経細胞一つの活動をとらえるためには、最低でも1マイクロメートルの空間分解能が必要となるわけです。しかし、現在の技術では、1マイクロメートル単位の空間分解能を持つ計測機器は開発されていません。

一方で、目的にもよりますが、脳活動を計測する上で必ずしも神経細胞一つの活動を厳密にとらえる必要はないのです。なぜなら、脳の活動というのはある特定の領域にある神経細胞がまとまって活動することで引き起こされるからです。もちろん、空間分解能が高いに越したことはないのですが、目的に応じて、最低限の性能があれば実用上は問題ありません。

二つ目は、どれだけ速く計測できるかです。この性能を「時間分解能」と呼びます。カメラに例えると、シャッタースピードのようなものです。脳の神経細胞の1回の活動は、数ミリ秒（1000分の1秒）程度といわれています。つまり、神経細胞の1回の活動をとらえるためには、1ミリ秒の時間分解能が必要となるわけです。

三つ目は、どれだけ簡単に安く計測ができるかです。いくら高性能の計測機器があっても、計測にかかる費用が高すぎたら実用性がありません。また、あまりに大きな機器となりますと、設置できる施設も制限されます。計測する環境の自由度も重要です。ほとんどの脳活動計測は、ベッドに横たわり、頭をきつく固定した状態で行なわれます。そのため、日常生活の状態とはかけ離れているという制限が生じます。計測機器の中にはウェアラブル機器があり、それらは日常生活と近い状況で脳活動を計測できる点で大きな利点があります。

PETの長所は、脳全体の情報を均質に計測できる点です。また、計測に磁石の力を用いないため、施設内に電子機器を持ち込める点もメリットといえます。一方で、時間分解能が低く、1枚の写真を撮るのに1分程度もかかります。また、PETは計測に放射性物質を用いる必要があります。そのため、管理が難しく繰り返しの計測には向きません。

EEGは「電位」、MEGは「磁場」の変化を測定する機器です。EEGは脳電図または脳波、MEGは脳磁図と訳されます。神経細胞の活動は電気信号によって伝えられます。導線の中を電流が流れているようなものです。電流は電圧の高いところ（正極、プラス）から低いところ（負極、マイナス）へ向かって流れます。このときに頭の表面に生じる電位の差（電圧）を測るのがEEGです。

MEGについては、中学校で習う「右ねじの法則」がヒントになります。電流が流れる向きをねじが進む向きとすると、ねじを回す向きに磁場（磁石の力が伝わる範囲）が生じます。この磁場の変化を測るのがＭＥＧです。

ＥＥＧもＭＥＧも長所は時間分解能の高さです。ミリ秒単位で脳活動の変化をとらえることができます。一方で、空間分解能は低く数センチメートル単位となってしまいます。つまり、得られた信号が脳のどの辺りから発生したものなのかを推定することが難しいのです。

ＭＲＩは、強力な電磁石を用いて脳の活動を計測する機器です。長所は空間分解能の高さで、ミリメートル単位での計測が可能です。ＭＲＩの性能は、電磁石の磁力の強さに依存します。技術の進歩に従って磁力が高くなり、どんどんと鮮明な脳画像を撮ることができるようになってきています。一方で、時間分解能は低く、数秒単位となってしまいます。そのため、被験者にある特定の行為を一定時間、繰り返し行なってもらうことで、断続的に同じ脳活動を引き起こしながら計測する方法が用いられます。

ＮＩＲＳは光を用いて脳の活動を計測する機器です。光トポグラフィーとも呼ばれています。「手のひらを太陽に」という童謡がありますよね。手のひらを太陽に透かしてみると、端の方が赤く染まって見えます。これは、太陽の光のうち、赤色の光だけが手のひらの薄い組織を透過して見えているということです。近赤外光を頭の表面に当てることで、脳の浅いところの活動を計測することができます。

ＮＩＲＳの長所は、他の計測機器と比較して、圧倒的に頭や身体の拘束が少ない点です。より生活環境に近い状況で脳活動を計測することができるという特徴があります。一方で、時間分解能、空間分解能はともに低いです。性能の低さを差し引いたとしても、手軽に脳活動を計測できるという点で非常に優秀な機器といえます。

10代の過ごし方がその後の脳を左右する

幼少期の脳は、加齢とともに複雑に発達していきます。反対に、高齢期の脳は加齢とともに萎縮していきます。

まずは、幼少期の脳の発達について見ていきましょう。

ヒトは他の動物たちと比べて、未熟な状態で生まれてきます。誕生から脳はぐんぐんと発達していきます。子どもたちの頭の大きさを見ると、身長に対する頭の割合（頭身）が高いように感じますよね。単純な容積で見ると、4歳ごろには成人の8割、6歳ごろには9割程度まですでに発達しているのです。[5] 一方で、脳の発達とは、単純に容積が大きくなる、重くなることと同義とはいえないのです。

脳の神経細胞は、本体ともいえる細胞体と、そこから伸びる腕のような神経線維《せんい》を持っています【図1－5】。神経線維の腕を伸ばして、他の神経細胞とつながっています。この神経細胞同士のつながりをシナプスと呼びます。

脳の表面には、神経細胞の本体（細胞体）がたくさん集まっている層があります。色が濃く灰色がかって見えることから、「灰白質《かいはくしつ》」と呼ばれています。神経細胞同士は神経線維で結ばれていて、シナプスを介して互いに情報をやりとりしています。灰白質の内側には、神経線維が張り巡らされた層があります。こちらは色が薄く「白質」と呼ばれています。細胞体が集まっている灰白質と、神経線維が密集する白質では、発達の過程での容積の変わり方が異なるのです。

生まれたばかりの赤ちゃんの脳では、たくさんの余分なシナプスが作られます。この段階では、脳の容積が大きいほど発達していると解釈できます。

発達が次の段階に入ると、たくさん作られたシナプスの中から、使わない不要なものがどんどんと切り取られていきます。この現象をシナプスの刈り込みといいます。この段階では、脳の容積が小さいほど、信号の伝達が効率化されていて発達が進んでいると解釈で

［図1－5］神経細胞をつなぐ神経線維とシナプス

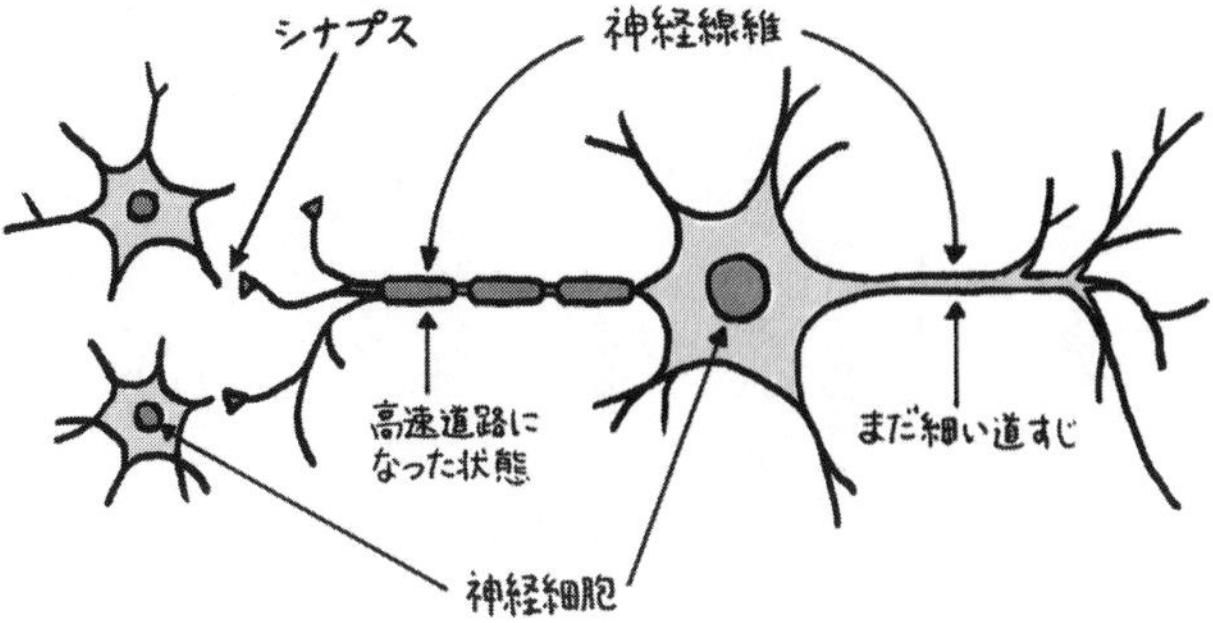

きます。ちょっとややこしいですよね。

よく使われている必要な神経線維は強く太く強化され、情報を伝えるスピードも速くなっていきます。この現象を髄鞘《ずいしょう》化と呼びます。入り組んだ小道を閉鎖して、高速道路を建設していくようなイメージです。髄鞘化によって白質の厚みが増していくので、白質の容積は大きくなるほど発達していると単純に解釈することができます。

ここまでご説明してきた脳の発達について、言葉に関係する領域を例に考えてみましょう。言語発達には発達の感受性期というものがあることが知られています。以前は臨界《りんかい》期という言葉が使われていました。しかし、大人になってからも言語を習得することは不可能ではないことから、最近では感受性期と呼んでいます。

日本語では英語のLとRの発音は区別されないため、日本語を母語とする人の脳内ではLもRもラ行の音として処理されます。一方で、英語圏では、LとRの発音は明確に区別されています。生まれたばかりの赤ちゃんは、LとRの中間の音を連続音として聞いています。日本で暮らしていても、海外で暮らしていても同じです。

英語圏で育った赤ちゃんは、日常的にLとRの音を聞きながら生活します。Lの音を聞き分けるための神経線維、Rの音を聞き分けるための神経線維の二つが頻繁に使われるので、どんどん強化されていきます。生後10カ月ごろになると、LとRの二つの神経線維のシナプスだけが残り、中間の音を聞き分けるシナプスは使わないので処分されてしまいます。

一方で、日本で育った赤ちゃんは、日常的にLとRの音を聞き分ける必要がないので、ラ行として処理する神経線維だけが強化され、LとRを聞き分ける神経線維のシナプスは処分されてしまうのです。

脳の領域によっても、発達の速度が異なります。ものを見たり聞いたり触ったりする、低次な機能を司《つかさど》る後頭葉、側頭葉、頭頂葉は早い段階で発達のピークに達します。一方で、前頭前野のような高次の脳機能を司る領域の発達はゆっくりと進みます。小学校の高学年から20歳ごろまでかけて少しずつ成熟していきます。前頭前野の成長期ともいえる10代の過ごし方が、その後の人生を大きく左右します。そのため、子どもたちの前頭前野の健全な発達を支えることがとても大切になってくるのです。

加齢によって萎縮が早く進んでしまう前頭前野

続いて、加齢にともなう脳の萎縮について見ていきましょう。

脳の萎縮は、脳の発達と逆方向に進んでいきます。最後に発達した前頭前野ほど萎縮が進むのが早いのです。これまでご紹介してきたように、前頭前野には日常生活を送る上で必要不可欠な認知機能や、コミュニケーションに関わる大切な機能がたくさんつまっています。加齢によって前頭前野の萎縮が進むと、認知機能やコミュニケーションに関わる機能がどんどんと失われていってしまうのです。

加齢にともない認知機能が低下し、日常生活に支障が出ている状態を「認知症」と呼びます。認知症とは病気の名前ではなく、症状のことを指します。認知症の原因となる疾病はいくつかありますが、代表的な疾病としてアルツハイマー病が知られています。アルツハイマー病による脳神経の変性が原因となって、認知機能の障害が引き起こされるのをアルツハイマー型認知症と呼びます。本書でこれから単に「認知症」と書いている場合は、アルツハイマー型認知症を指していると解釈して読み進めてください。

内閣府の「令和4年版高齢社会白書」によると、2021年10月時点で、日本の65歳以上人口は3621万人と報告されています。総人口の1億2550万人で割った高齢化率を算出すると、28・9％となります。これは、世界で最も高い数値となります。

少し古いデータにはなりますが、「平成29年版高齢社会白書」によると、65歳以上の認知症患者の推定者は2012年時点で462万人と報告されています。各年齢の認知症有病率が上昇した場合の推計値を見ると、2020年では631万人、2025年で730万人と予測されています。有病率に換算すると20％となり、65歳以上のうち5人に1人が認知症となってしまう時代が目の前に迫っているといえます。そのため、認知症の予防や治療が現代社会の抱える大きな課題となっています。

認知症のような重度の症状まではいかない、認知症予備軍のような一歩手前の状態を「軽度認知障害（Mild Cognitive Impairment：ＭＣＩ）」といいます。先ほどの認知症の統計に、軽度認知障害まで含めるとさらに数が増えることになります。

軽度認知障害は、認知症と同じようなもの忘れなどの記憶障害が見られますが、まだ生活に支障が出るほどではありません。軽度認知障害の約半数は、5年以内に認知症へと移行するともいわれています。そのため、症状が進行し認知症になることを防ぐためにも、軽度認知障害の症状が見られた時点で、早めに認知症の予防に努めることが大切です。

とはいえ、加齢によるちょっとしたもの忘れと、認知症によるもの忘れを区別することは意外と難しいものです。もともと忘れっぽい性格の人は、なおさら難しいかもしれません。見分けるポイントとして、「日常生活に支障があるか」ということが挙げられます。例えば、朝ごはんに何を食べたかを忘れてしまっても、日常生活に大きな支障はありません。一方で、朝ごはんを食べたこと自体を忘れてしまうようであれば、日常生活に支障が出てきます。このあたりを一つの目安として、認知症の早期発見に努めてもらえれば幸いです。

脳の神経細胞は、生まれて間もない時期に急速に増加します。最近までの脳科学の常識では、発達のピークを迎えた成人の脳では、神経細胞は増殖しないと考えられていました。ところが近年、ある特定の脳領域に限っては、成人後にも神経細胞が増加することがわかってきました。特定の脳領域とは、記憶を蓄える機能を持つ「海馬《かいば》」です。この現象を海馬の「神経新生《しんせい》」と呼びます。生涯学習など、大人になってから学びを始めるような経験をされている方もいらっしゃるかと思います。大人になってから勉強を始めても、記憶に関する脳の発達は見られるので安心してください。

知能は2種類に分けられます。処理速度や作業記憶など、前頭前野の機能として知られる知能を「流動性知能」と呼びます。加齢とともに前頭前野の機能が低下してくると、流動性知能もどんどんと下がっていきます。

一方で、知識や経験のような歳を重ねると積み上がっていくような知能を「結晶性知能」と呼びます。結晶性知能は、加齢とともにどんどんと上がっていきます。大人になってからも記憶を蓄える海馬では神経新生が見られるように、知識や経験はいくつになっても増やすことができるのです。

前頭前野はどうしたら鍛えられるのか？

「Use it, or lose it.」という言葉があります。日本語に訳すと、「使わないとダメになる」といった意味になります。

コロナ禍になって家で過ごす時間が増えて、運動不足を感じている方も多いのではないでしょうか？　身体を動かす機会が減れば、体力や筋力はみるみる失われていきます。脳も筋肉と似ていて、日常生活で使わなければどんどんと衰えていってしまうのです。厄介なのが、脳は鏡を見ても映らないことです。運動不足で筋肉が減って痩《や》せたり、脂肪がついて太ったりした場合、鏡を見れば簡単に自身の変化に気がつくことができます。脳は自分の目で直接確認できないため、知らず知らずのうちに脳が衰えてきていることに気づきにくいのです。

　脳はどのようにしたら鍛えられるのか、という疑問に一言で答えると「使うこと」です。普段から意識的に頭を使って、脳の運動不足を防ぐ必要があるのです。

　私が所属する東北大学加齢医学研究所では、高齢者の認知機能を維持、向上させる取り組みとして、「学習療法」が使われています。学習療法とは、音読や計算などの学習を学習者と支援者がコミュニケーションを取りながら行なう取り組みです。

　認知症と診断された16人の高齢者を対象に、半年間の取り組みを行なった研究の結果をご紹介します[6]。

　まず、取り組みを始める前の段階では、学習療法を受ける16人のグループと、比較対象となる学習療法を受けない16人のグループの間で、認知機能を測る検査の成績に差はありませんでした。半年間の取り組みの後、同じ検査を実施しました。その結果、学習療法を受けなかった16人の認知機能は、半年前と比べて統計的に有意に低下していました。統計的に有意とは、研究の結果が偶然起きた誤差では済まされないほど意味のあるものであるという意味です。

一方で、学習療法を受けた16人の認知機能は、半年間で低下が見られませんでした。取り組み前の時点では、二つのグループに認知機能の差がなかったにもかかわらず、半年後には明らかな差が見られたのです。このように、音読や計算といった学習を用いた取り組みによって、加齢にともなう認知機能の低下を食い止めることができたのです。

学習療法に使われている音読や計算などのトレーニングは、後にゲーム機に移植され、２００５年に「脳トレゲーム」が誕生しました。当時、ほとんどのゲーム機はボタン入力が主流でした。ニンテンドーDSというゲーム機には、タッチスクリーンとスタイラスペンが標準装備されています。手書き入力と脳トレの親和性が高かったといえます。

脳トレゲームについても、同様に科学的な検証がなされました。最初に、平均年齢約69歳の高齢者14人を対象とした、4週間の取り組みを行なった研究結果をご紹介します。[7]

まず、始める前の段階で、脳トレゲームをプレイするグループ（14人）と、比較対象となるパズルゲーム（テトリス）をプレイするグループ（14人）の間には、認知機能を測る検査の成績に差はありませんでした。4週間後、同じ検査を実施しました。取り組みの前後での検査の点数の変化量を二つのグループで比較した結果、前者のグループの方が、後者のグループと比べて、実行機能と処理速度の点数が統計的に有意に高く上昇していました。

同様に、若年層を対象とした研究も行なわれました。対象は平均年齢約21歳の大学生です。[8] この場合も取り組み前の段階で、脳トレゲームをプレイするグループ（16人）とパズルゲーム（テトリス）をプレイするグループ（15人）の間には、認知機能を測る検査の成績に差はありませんでした。4週間の取り組みの後、同じ検査を実施しました。

取り組みの前後での検査の点数の変化量を二つのグループで比較した結果、脳トレゲームのグループの方が、パズルゲームのグループと比べて、実行機能、作業記憶、処理速度の点数が統計的に有意に高く上昇していました。

このように、脳トレゲームは高齢者だけでなく、若者の認知機能も向上させることが科学的に証明されているのです。一方で、科学的な検証が十分になされていないような、脳トレ風のゲームについては、効果がないことが報告されています。[9] 貴重な時間、労力、お金をかけても、効果が出なければもったいないですよね。そのため、脳トレゲームを購入される際には、きちんとした科学的な効果検証がなされているものを選ぶことをおすすめします。

学習療法や脳トレのような、認知機能を直接鍛えるような取り組みのほかに、運動によって認知機能を向上させる研究も行なわれています。平均年齢約67歳の高齢者30人を対象とした4週間の取り組みを行なった研究の結果をご紹介します[10]。

始める前の段階で、有酸素運動、筋力トレーニング、ストレッチを組み合わせた運動を行なうグループ（30人）と、比較対象となる何もしないグループ（31人）の間で、認知機能を測る検査の成績に差はありませんでした。4週間の取り組みの後、同じ検査を実施しました。取り組みの前後での検査の点数の変化量を二つのグループで比較した結果、運動を行なったグループの方が、何もしなかったグループと比べて、実行機能、記憶（エピソード記憶）、処理速度の点数が統計的に有意に高く上昇していました。

このように、適度な運動習慣を心掛けることも、認知機能の維持や改善につながるといえます。

コラム1

前頭前野のはたらきセルフチェック

第1章では、脳科学の基礎についてご説明しました。特に重要な機能がたくさんつまっている脳領域として、前頭前野をご紹介しました。

みなさんの前頭前野は、元気にはたらいているでしょうか?

私が直接みなさんのところに出向いて脳活動を計測させてもらえたらいいのですが、なかなかそうもいきません。そこで、実際の研究にも用いられている認知機能検査を用いて、ご自身でセルフチェックしていただくことにしました。

世界中で最もよく用いられている認知症の検査でMMSE (Mini Mental State Examination) という検査があります。ここではその一部をみなさんに体験していただきます。何も見ずに答えてください。

問題1　今年は何年ですか。
問題2　今月は何月ですか。
問題3　今日は何日ですか。
問題4　今日は何曜日ですか。
問題5　今の季節はなんですか。
問題6　ここは都道府県でいうと何ですか。
問題7　ここは何市（町・村・区）ですか。
問題8　ここは何という建物ですか。
問題9　ここは何階ですか。
問題10　ここは何地方ですか。
問題11　三つの言葉を言ってください。「さくら、ねこ、電車」。
問題12　１００から順番に7を繰り返し引いてください。

問題13　右のページで言った三つの言葉は何でしたか。

問題は以上です。お疲れさまでした。問題1～10を各1点、問題11と13を各3点、問題12を5点として自己採点をしてみてください。

ＭＭＳＥのすべての問題を解いてもらったわけではないので、厳密なことはいえませんが、間違いが3点以下の方は異常なしと判断できます。4点以上の減点があった方は、詳しく検査をしてみてもよいかもしれません。

第2章

スマホはここまで学力を破壊する

私たちの生活の一部となった「オンライン習慣」

みなさんは、1日にどのくらいインターネットを使用していますか?

総務省の「令和3年度情報通信メディアの利用時間と情報行動に関する調査」の結果によると、2021年時点で平日のインターネットの使用時間は全年代（調査対象：13〜69歳）を平均して、176・8分間と報告されています。

過去の統計を見てみると、2013年で77・9分となっています。10年も経たない間に、インターネットの使用時間が2倍以上に増えています。年ごとに使用時間が増える幅を見てみると、2020年の調査で大幅に使用時間が長くなっていました。やはり、この年の春に始まった新型コロナウイルス感染症の世界的大流行の影響でステイホームの時間が長くなり、インターネットの使用時間も延びてしまったのでしょう。

年代別に見てみると、最も長いのが20代で275・0分でした。年代が上がるごとに使用時間は短くなり、最も短いのが60代で107・4分でした。興味深いことに、インターネット使用時間ときれいに反比例していたのがテレビの視聴時間でした。テレビの視聴時間は20代が71・2分なのに対し、60代は254・6分も見ていました。最近、「若者のテレビ離れ」という言葉を耳にしますが、実際の統計データからも明らかにその傾向が見てとれます。

使い方の内訳（全年代平均）を見てみましょう。「動画投稿・共有サービスを見る」が最も長く、43・3分でした。動画投稿・共有サービスとは、YouTubeやTikTokのような、自分で作った動画を公開して配信することができるサービスを指します。動画の視聴に続いて、「ソーシャルメディアを見る・書く」が40・2分、「メールを読む・書く」が35・7分、「ブログやウェブサイトを見る・書く」が26・0分、「オンラインゲーム・ソーシャルゲームをする」が20・3分、「VODを見る」が14・1分、「ネット通話を使う」が4・2分となっています。

VOD（Video On Demand）とは、NetflixやAmazonプライム・ビデオのような、映画やテレビドラマなどをインターネットで配信するサービスを指します。レンタルビデオのオンライン版のようなイメージです。

YouTubeなどの動画投稿・共有サービスとの違いは、「一方向型」か「双方向型」かという点です。一方向型とは、視聴者が見るだけのテレビやビデオ（DVD、ブルーレイなど）がその典型です。インターネットを介してはいるものの、ビデオと基本的な性質は変わらないＶＯＤも、一方向型のメディアといえます。

一方で、動画投稿・共有サービスは性質が異なります。視聴者が動画にコメントや評価をつけたり、中には配信者がリアルタイムで動画を配信しながら視聴者とコメントで会話する「生配信」をできたりといったシステムがあります。このように、動画を配信する側の人と、視聴する側の人がつながることができるため、双方向型のメディアといえます。

このように、インターネットを日常的に使用するオンライン習慣は、着実に私たちの生活の一部となってきました。

「インターネット依存」とアルコール依存の類似性

近年、急速に普及したインターネットを使用したオンライン習慣は、私たちの脳にどのような影響を与えるのでしょうか？

まずは、海外で行なわれた調査の結果をいくつかご紹介させていただきます。

米国では、平均年齢約21歳の大学生１８３９人を対象に、代表的なＳＮＳの一つである

Ｆａｃｅｂｏｏｋの使用と学業成績の関係が調べられました。[1] 調査の対象となった学生さんは平均して1日あたり１０６分、Ｆａｃｅｂｏｏｋを使っていました。解析の結果、Ｆａｃｅｂｏｏｋをたくさん使用していた学生さんたちほど、学業の成績が低かったことを報告しています。特に、近況のアップデートを投稿したり、メッセージのやりとりをしたりする頻度が高いほど、学業成績への悪影響が見られたようです。

中国では、平均年齢約28歳のインターネット依存傾向の高い22人の成人を対象に、認知機能の検査が実施されました。[2] この研究の面白いところは、インターネット依存の方と、アルコール依存症の患者さんを比べて論じている点です。

アルコールの過剰な摂取は、古くから心身の健康に悪影響を与えることがわかっています。一方で、インターネットは普及してから年月がまだ浅いため、過度に長時間使うことがどの程度危険なことなのか、詳しいことはわかっていません。そこで彼らは、すでに危険性が明らかとなっているアルコール依存症と、インターネット依存を比較することで、インターネット使用の危険性を明らかにしようと試みたのです。

解析の結果、アルコールとインターネットどちらにも依存していない健康な人と比較して、インターネット依存傾向の高い人たちは前頭前野の実行機能が低く、衝動性は高いことが報告されています。さらに驚くべきことに、インターネット依存傾向の高い人たちとアルコール依存症の患者さんの間では、成績に差が見られませんでした。

第1章でご紹介した通り、実行機能は自分で自分をコントロールする能力を支えています。彼らの研究結果から、インターネットへ依存してしまっている人たちは、アルコール依存症の患者さんと同じ程度に、衝動的で自分をコントロールする能力が低いことがわかりました。

ちなみに依存症には、アルコール（お酒）やニコチン（タバコ）など特定の「物質」を摂取することに依存してしまう物質依存と、ギャンブルや買い物などの特定の「行為」に依存してしまう行為への依存（正式には行動嗜癖《こうどうしへき》といいます）があります。医学的には、行為への依存をどこまで精神疾患とすべきかは難しい問題で、いまも議論が続いています。世界保健機関（WHO）の最新の疾病の分類（ICD-11）では、ギャンブルに加えて、「ゲーム障害」が新たに精神疾患として認定されました。2022年現在、インターネット「依存症」という名前の病気は存在しないので、本書ではインターネットへの「依存傾向が高い人」という表現をすることにしています。

台湾では、平均年齢約16歳の高校生および専門学校生1890人を対象に、インターネットへの依存傾向と心の健康との関係が調べられました。[3] 解析の結果、インターネットへの依存傾向が高い人たちほど、注意欠陥（ADHD傾向）・抑うつ・社交不安・敵意などの症状が高いことを報告しています。

この結果から、インターネットを過度に使用してしまうと、「注意が散漫になって一つのことに集中できない」「気分が落ち込んでしまってやる気が湧かない」「人と関わるのが恐くて引きこもりがちになる」「小さなことでイライラしてすぐにキレてしまう」といった、社会生活を営む上でも生きづらくなってしまうような状態へとおちいってしまう危険性があることがわかりました。

このようにインターネットの使いすぎは、学業成績や認知機能、さらには心の健康など、多くの悪影響があることが明らかになってきました。ここでご紹介した研究は、10代後半から20代の若者を対象にしたものですが、第1章で述べたように前頭前野の発達は20歳ごろでピークを迎えるため、30代以降の脳でも同等の影響があるものと危機感を持つ必要があります。

スマホの使いすぎが子どもたちの学力を「破壊」

みなさんは、どのようなデジタル機器を使ってインターネットに接続していますか？

先ほどご紹介した総務省の調査から、インターネット接続に使用するデジタル機器の内訳を見てみると、平日1日あたりの使用時間について、スマホなどのモバイル端末が110・0分で最も長く、パソコンが57・6分、タブレット端末が12・4分、テレビが10・6分と続きます。やはり、肌身離さず持ち歩くことのできる、スマホが最もよく利用されているようです。

スマホは他のデジタル機器と比べて、どのような特徴があるでしょうか？

一つは、たくさんの機能がつまっているということです。スマホは「Smartphone」という名前の通り、本来の役割は電話です。しかし、実際にはもはやパソコンに近い機能を持っています。

もう一つは、小さくて軽いということです。スマホはパソコンやタブレットなどの他のデジタル機器と比べて、圧倒的に小さくて軽いため、いつでもどこでも手軽に持ち運ぶことができます。このような優れた利便性と携帯性から、スマホはすでに私たちの生活の中に深く溶け込んでしまっています。

急速に進行するスマホ社会は、脳にどのような影響を与えているのでしょうか。私たち東北大学加齢医学研究所では、子どもたちを対象に脳の発達に対する影響を15年以上にわたって研究してきました。子どもを対象にする理由はいくつかありますが、その一つに、子どもの脳は急激な発達の過程にあるためスマホの影響が表れやすいという点があります。第2章では、これまでの調査や実験の結果から明らかとなったスマホが脳に与える影響について見ていきます。

東北大学加齢医学研究所は2010年度より毎年、仙台市教育委員会と共同で全仙台市立小中学生約7万人を対象とした大規模調査（「学習意欲」の科学的研究に関するプロジェクト）を実施しています。本プロジェクトでは、標準学力検査で収集した学力の指標と、同時に実施したアンケート調査で収集した学習・生活習慣に関するデータを用いて、子どもたちの学習意欲や学力と関連する学習・生活習慣を科学的に明らかにすることを目指してきました。私は15年よりプロジェクトの委員を務め、大規模データの分析を担当してきました。

私たちの分析の結果から、スマホが子どもたちの学力を「破壊」している、そんな恐ろ

［図2－1］小・中学生のスマホ保有率

2021年度 小5～中3（37,083人）

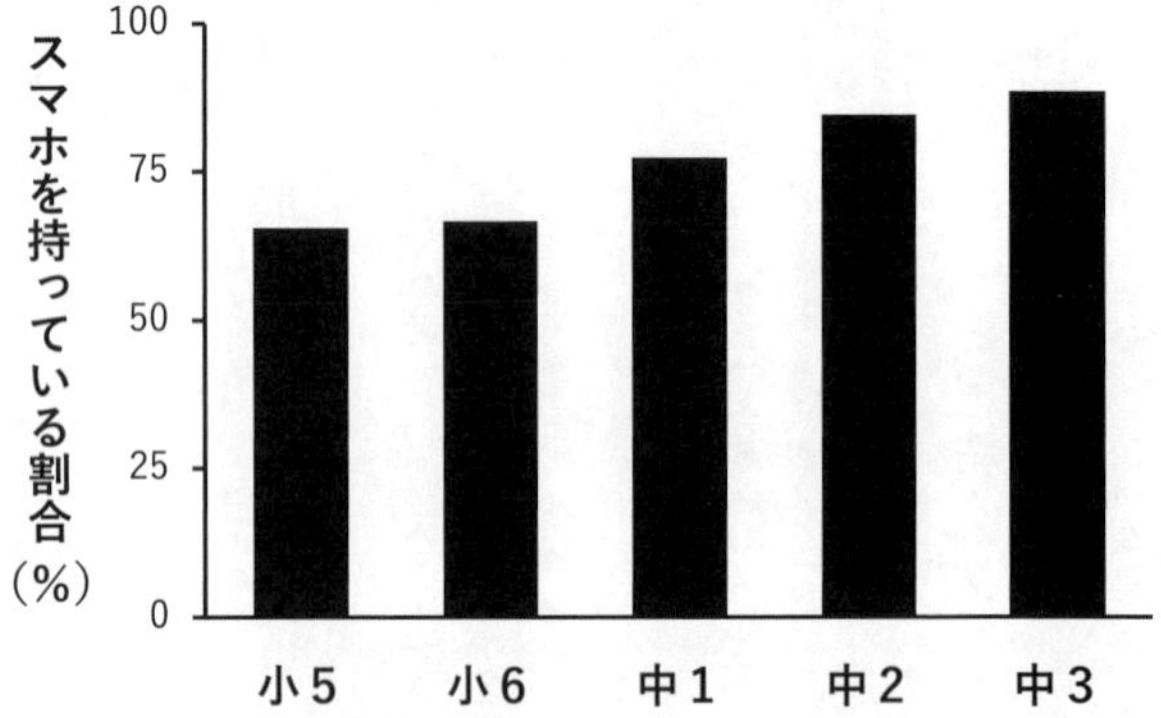

しい現状が浮き彫りになってきたのです。いかにして私たちがそのような結論に至ったのか、順を追ってご説明していきます。

実際にスマホはどの程度、子どもたちの手元まで届いているのでしょうか？

［図2－1］は、2021年度の小学校5年生から中学校3年生、約3万7千人のアンケートの集計結果を表しています。スマホ保有率は、小5が65・5％、小6が66・6％となっています。小学校の高学年の時点で、7割弱の子どもたちがすでに自分のスマホを持っているのが現状です。さらに、中学校に上がり、中1になると77・3％に跳ね上がります。中2で84・6％、中3で88・4％と、スマホは着実に子どもたちの生活へと入り込んでいます。

[図2－2] スマホ等の使用時間と学力の関係

2017年度 小5～中3（41,084人）

成績：4科目（国語、算数〈数学〉、理科、社会）の偏差値

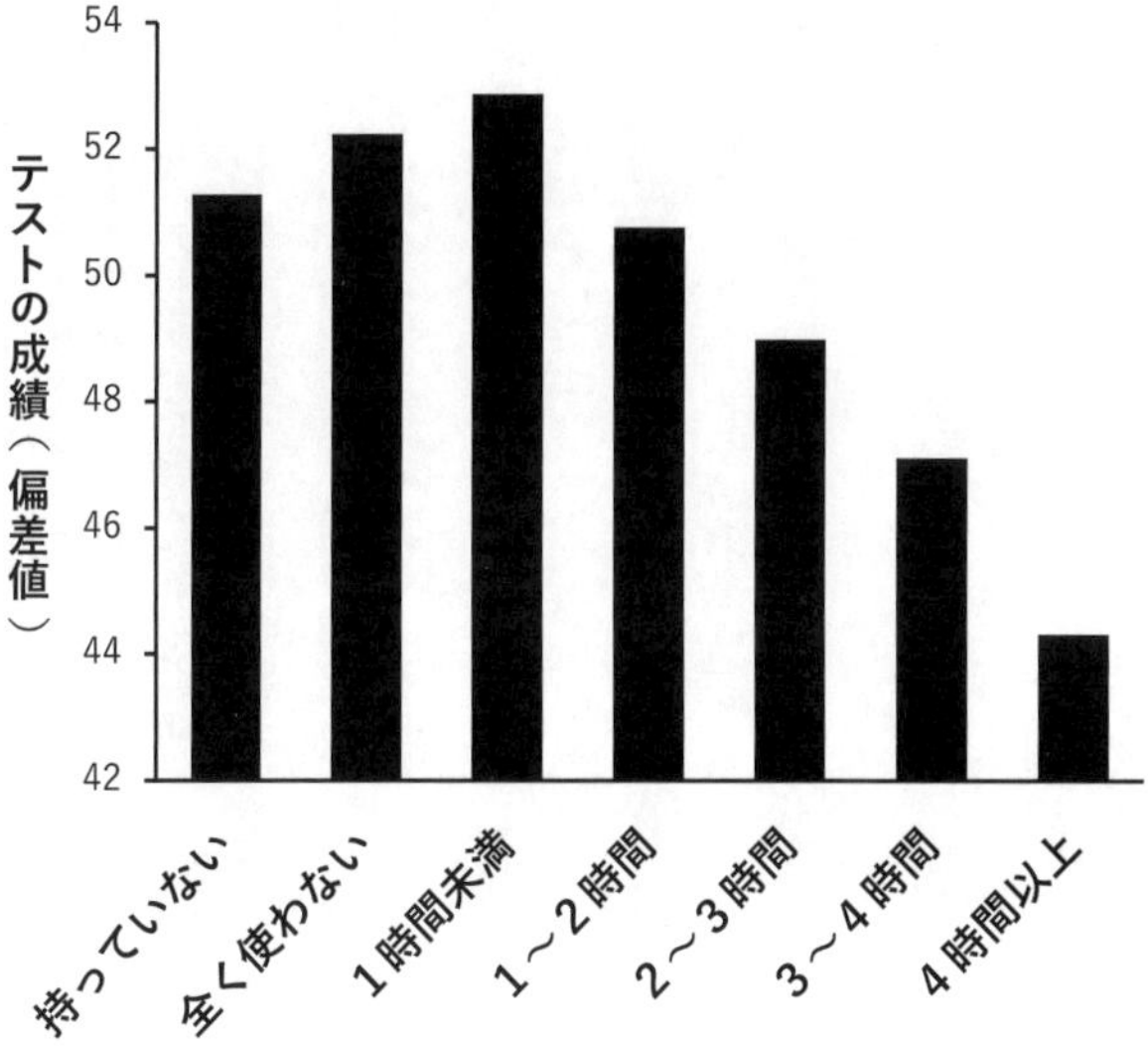

スマホの使用習慣は、子どもたちの学力にどのような影響を与えているでしょうか？【図2－2】は、スマホ等の使用時間と学力の関係を表しています。縦軸は標準学力検査から算出した偏差値で、平均点の子どもたちの値が50になります。横軸には、平日における勉強以外の目的でのスマホ等の使用時間をとっています。

実際の質問項目は、「ふだん（月曜から金曜日）、勉強以外で1日当たりどれくらいの

時間、インターネット接続ができる機器（スマホ・タブレット・音楽プレーヤー・ゲーム機など）を使っていますか」というものでした。パソコンやタブレットなどスマホ以外の機器を使用したインターネット接続も含まれていますが、実態はスマホの使用が大半なので、以降は代表して「スマホ等」の使用時間と表現することにします。

グラフからどのようなことが読み取れるのか、棒グラフを左から順に見ていきましょう。一番左がスマホ等を「持っていない」と回答した子どもたちで、偏差値は51・3と平均点を超えています。そもそも親が子どもにスマホを買い与えなければ、平均以上の成績を修める可能性が高いわけです。

グラフはスマホ等を持っているが「全く使わない」、「1時間未満」使用と、緩やかに高くなっています。ここまでの結果を見ると、「あれ？ 子どもにスマホを持たせた方がよいのかな？」と、思われた方もいるかもしれません。結果の見方には、少し注意が必要になります。

この結果の説明として、私たちは二つの可能性を考えています。一つは、スマホ等を「持っていない」グループには、経済的な理由で持たせることができないご家庭も含まれている可能性があるということです。悲しい現実ですが、家庭の経済状況と子どもたちの学力には、相関関係があることが明らかになっています。この点が「持っていない」と「全く使わない」の間の学力の差につながっている可能性があります。

もう一つ、スマホ等の使用が「1時間未満」の学力が高い理由としては、自分の意志で「1時間未満」に抑えられる子どもたちが含まれている可能性があります。楽しくて誘惑の多い魅力的なスマホに依存することなく、自律的に使いこなすことができている。そんな自己管理能力の高い子どもたちが一定数含まれているのではないかと考えています。

そしてグラフは「1時間未満」を山の頂点として、使用時間が長くなるほど、どんどんと学力が低くなっていく様子が見てとれます。このように、1時間以上のスマホ等使用が学力に悪影響を与えていることが明らかになったのです。

ここからが私たち科学者の腕の見せどころです。どうしてスマホ等をたくさん使用している子どもたちは学力が低いのか？　その理由を解明するために、詳細な分析を続けました。

勉強してもよく寝ても「3時間以上のスマホ」で台なしに！

スマホ等の使用時間が長い子どもたちの学力が低い理由として、スマホ等を使用するために睡眠の時間が削られてしまっているという可能性が考えられます。また、当然のことですが、勉強をたくさん頑張っている子どもたちの方が良い成績を修めていると考えられます。同様の理由から、スマホ等の使用によって勉強時間が削られてしまっている可能性も考慮する必要があります。

まずは、睡眠について考えてみましょう。総務省の「令和3年社会生活基本調査」の結果によると、2021年時点で10歳以上の平均睡眠時間は7時間54分と報告されています。私たちは、おおよそ1日の4分の1から3分の1程度の時間を睡眠に充てています。

生物学的に見ると、睡眠中に分泌される成長ホルモンが重要な役割を果たしていることがわかっています。「寝る子は育つ」という言葉がある通り、このホルモンのはたらきによって子どもたちの身体が形成され、健全な成長へとつながります。成長ホルモンと聞くと、大人には関係がないようなイメージを持つかもしれませんがそれは間違いです。

成長ホルモンには、私たちの身体をかたち作る細胞の新陳代謝（生まれ変わり）を促すという役割があります。傷を治したり、免疫力を高めたりするなど健康な身体を保つための機能も担っており、大人にとっても睡眠は必要不可欠といえます。

脳科学的に見ても、睡眠には重要な役割があります。睡眠は、浅い眠りと深い眠りを周期的に繰り返すリズムを持っています。浅い眠りをレム（Rapid Eye Movement：ＲＥＭ）睡眠、深い眠りをノンレム睡眠といいます。おおよそ90分間隔で訪れるレム睡眠の間に、私たちの脳は、日中に起きた出来事などの記憶を整理して、定着させるという作業を行なっていることがわかっています。

例えば、先ほどの統計通り1日8時間程度の睡眠をとっている平均的な人たちは、ひと晩の睡眠でレム睡眠が5回訪れる計算になります。一方で、1日5時間しか寝ていない人には、3回しかレム睡眠は訪れません。つまり、単純に睡眠時間が短くなるとレム睡眠の回数が減り、記憶を定着させる機会が失われていってしまうというわけです。

みなさんもおそらく、学生時代に試験の勉強を一夜漬けで乗り切った経験を一度はお持ちのはずです。徹夜で必死に勉強をして、何とか試験に合格することができたとしても、数日後には勉強した内容をすっかり忘れてしまってはいませんでしたか？　これはまさに、睡眠による記憶を定着させる段階を飛ばしてしまったことによって起こる現象なのです。

睡眠不足が常習化してしまうと、さらに恐ろしいことが起こります。東北大学加齢医学研究所では、平均年齢約11歳の子どもたち２９０人の脳の画像を観察し、睡眠時間と脳の発達について調べました。[4] 解析の結果、睡眠時間が短い子どもたちほど、記憶を保存する海馬の容積が小さいことがわかりました。海馬は、コンピュータで例えると脳の中にある記録メモリー、ストレージのような役割を担っています。つまり、睡眠不足は記憶を定着させる機会を奪うだけでなく、その記憶を保存しておく記録容量さえも小さくしてしまう恐れがあるのです。

そこで私たちは、勉強時間と睡眠時間の情報を加えた解析を行ないました。

【図2−3】はスマホ等を「全く使わない」と回答した子どもたちの成績を表しています。縦軸が「テストの成績」、横軸が「勉強時間」、そして奥行きが「睡眠時間」の3次元グラフで示しています。勉強時間は一番左が「全くしない」、そこから右に移るにつれて長くなります。睡眠時間は、一番手前が「5時間未満」、そこから奥にいくにつれて長くなっています。

棒グラフの色分けは、偏差値が50以上、すなわち平均以上の成績を修めている子どもたちを灰色、逆に偏差値50未満、平均未満の成績となっている子どもたちを白色にしています。ざっと全体を見回してみると、グラフの右奥側、つまり勉強をたくさんしていてかつ、たくさん寝ている子どもたちほど、学力が高いことが読み取れます。

ちなみに一番手前にある睡眠時間が「5時間未満」の行を見てみてください。すべて白

［図2－3］スマホ等を全く使わない／勉強・睡眠時間と学力の関係

2018年度 小5～中3（40,817人）のうち、平日にスマホ等を全く使わないグループ（4,798人、11.8%）
成績：4科目（国語、算数〈数学〉、理科、社会）の偏差値

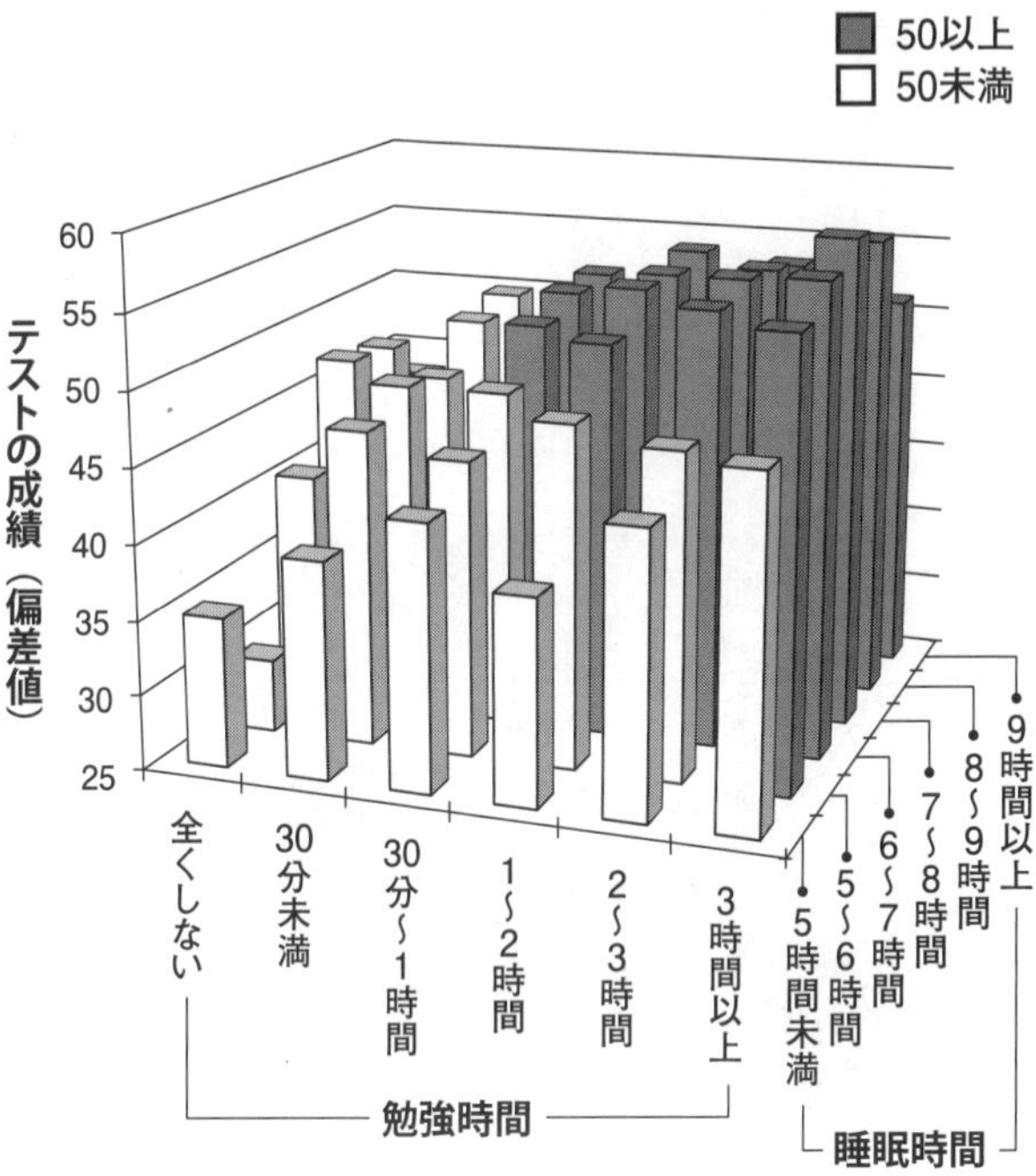

色の棒、平均未満の成績となっています。興味深いことに睡眠時間が「5時間未満」だと、たとえ勉強を「3時間以上」頑張っていたとしても、成績上位に入ることができていないのです。これはまさに、前述のレム睡眠による記憶を定着させる段階をおろそかにしてしまっている影響といえます。やはり、どれだけたくさん勉強しようが、学習した内容が記憶として残らなければ、その努力は学力という結果には結びつかないのです。

続いて【図2－4】は、平日にスマホ等を1日「1時間未満」使用する子どもたちの成績を表しています。【図2－3】と見比べると、平均以上の成績を表す灰色の棒の数が増えていることがわかります。これは、【図2－2】で棒グラフの山の頂点が「1時間未満」にきていたことと、同じ結果を意味しています。

ここからが問題です。私が最初にこのグラフを作って自分で見たときに、正直ゾッとしました。【図2－5】がスマホ等使用「1～2時間」、【図2－6】が「2～3時間」、【図2－7】が「3時間以上」の子どもたちの成績をそれぞれ表しています。スマホ等の使用時間が長くなればなるほど、平均以上の成績を表す灰色の棒の数が明らかに減っていく様子が見てとれます。

衝撃的なのは「3時間以上」の結果です。灰色の棒が1本も残りませんでした。この結

［図２－４］スマホ等の使用が１時間未満／
勉強・睡眠時間と学力の関係

2018年度 小５～中３（40,817人）のうち、平日のスマホ等使用時間が１時間未満のグループ（9,622人、23.6%）
成績：４科目（国語、算数〈数学〉、理科、社会）の偏差値

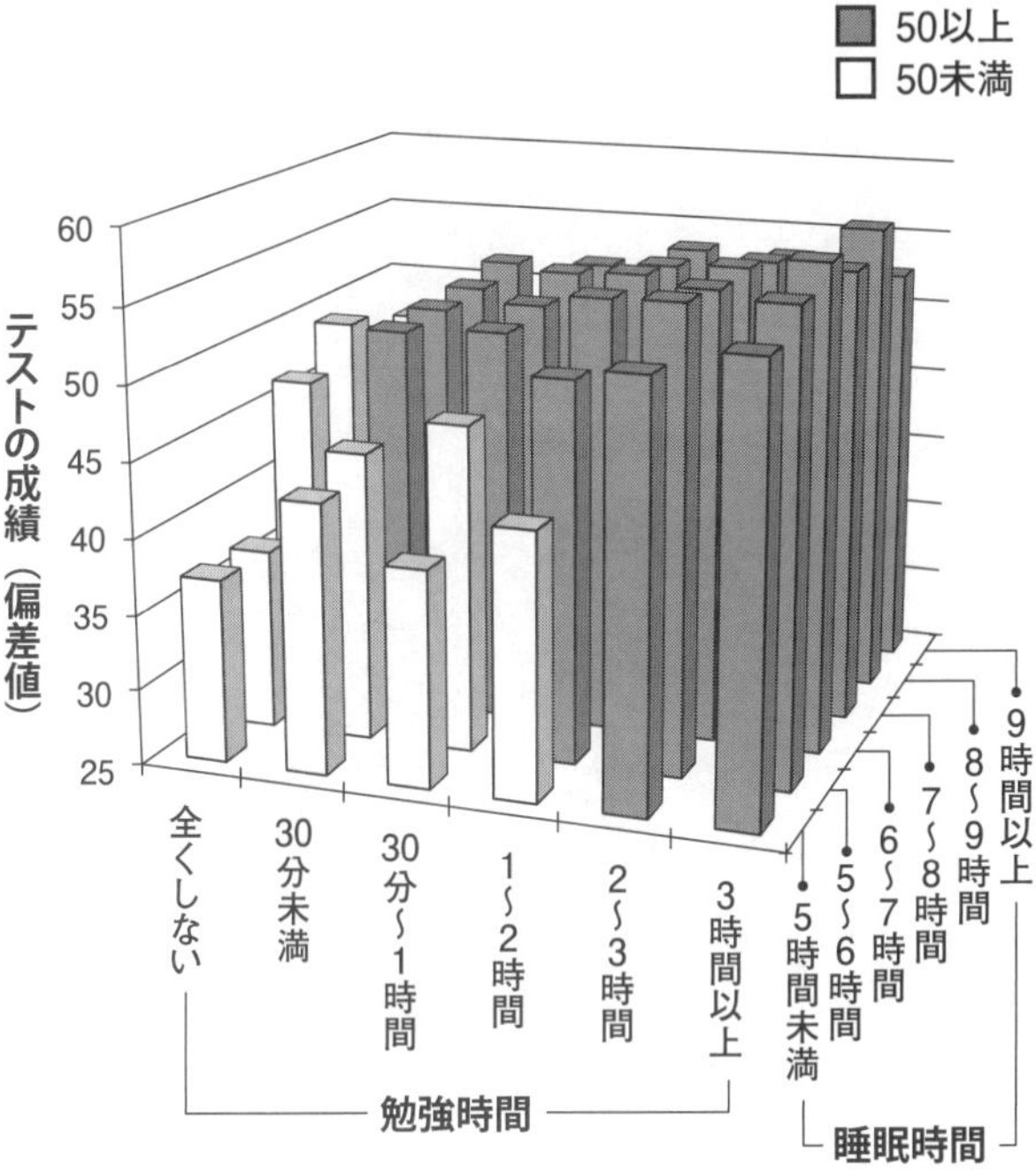

[図２－５] スマホ等の使用が１～２時間／勉強・睡眠時間と学力の関係

2018年度 小５～中３（40,817人）のうち、平日のスマホ等使用時間が１～２時間のグループ（11,044人、27.1%）

成績：４科目（国語、算数〈数学〉、理科、社会）の偏差値

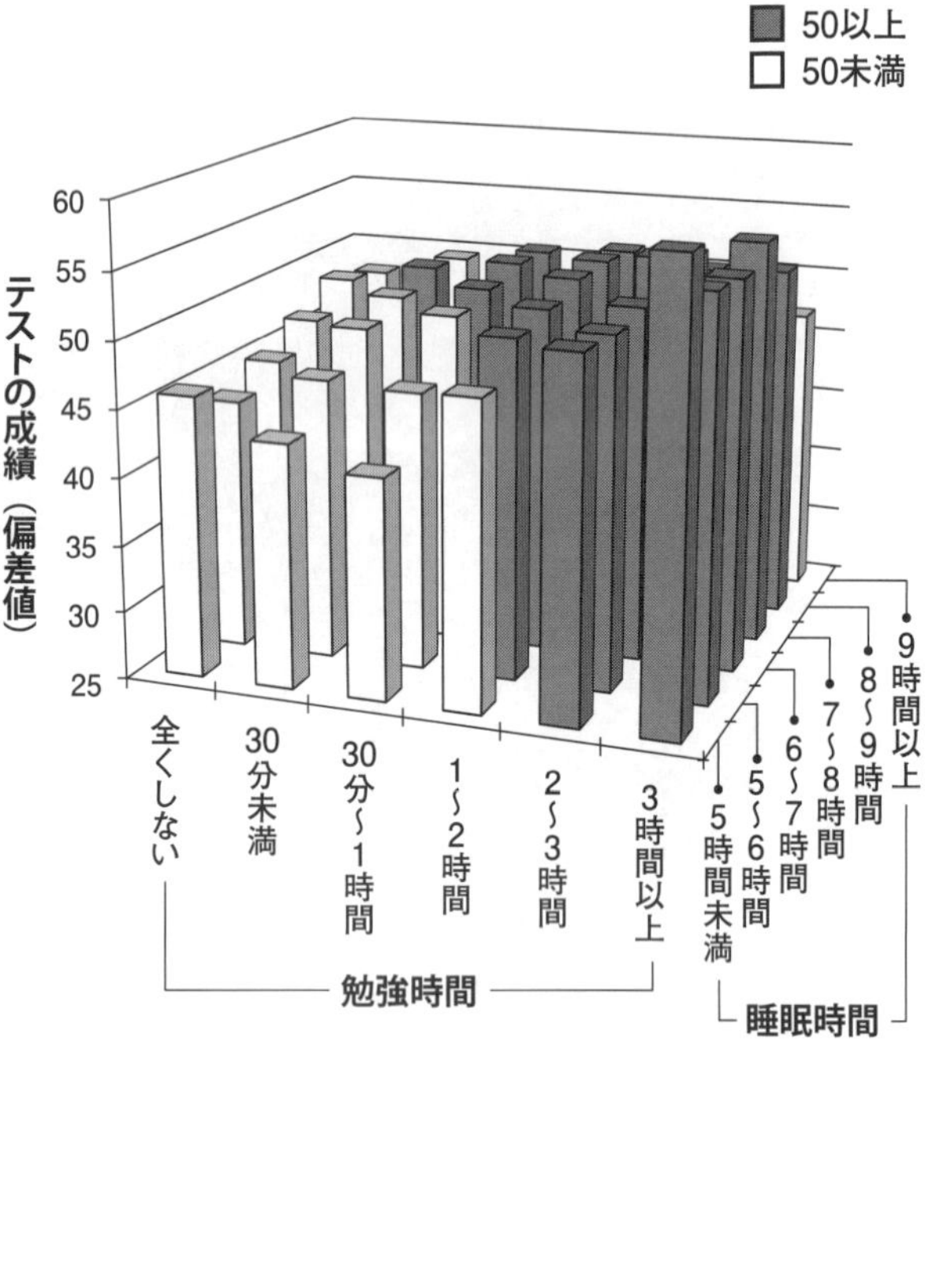

［図2－6］スマホ等の使用が2～3時間／勉強・睡眠時間と学力の関係

2018年度 小5～中3（40,817人）のうち、平日のスマホ等使用時間が2～3時間のグループ（6,890人、16.9%）
成績：4科目（国語、算数〈数学〉、理科、社会）の偏差値

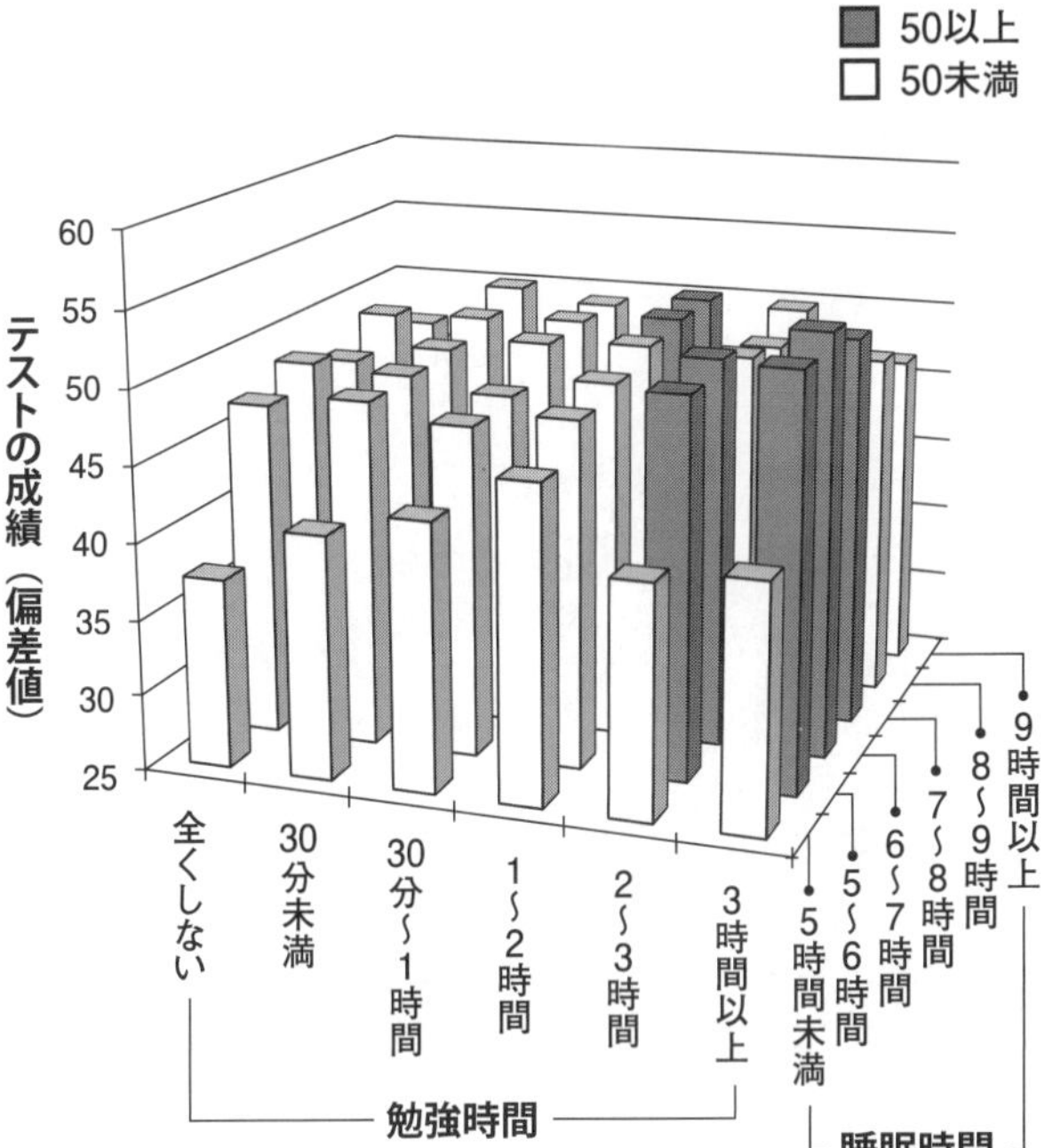

[図2－7] スマホ等の使用が3時間以上／勉強・睡眠時間と学力の関係

2018年度 小5～中3（40,817人）のうち、平日のスマホ等使用時間が3時間以上のグループ（8,463人、20.7%）
成績：4科目（国語、算数〈数学〉、理科、社会）の偏差値

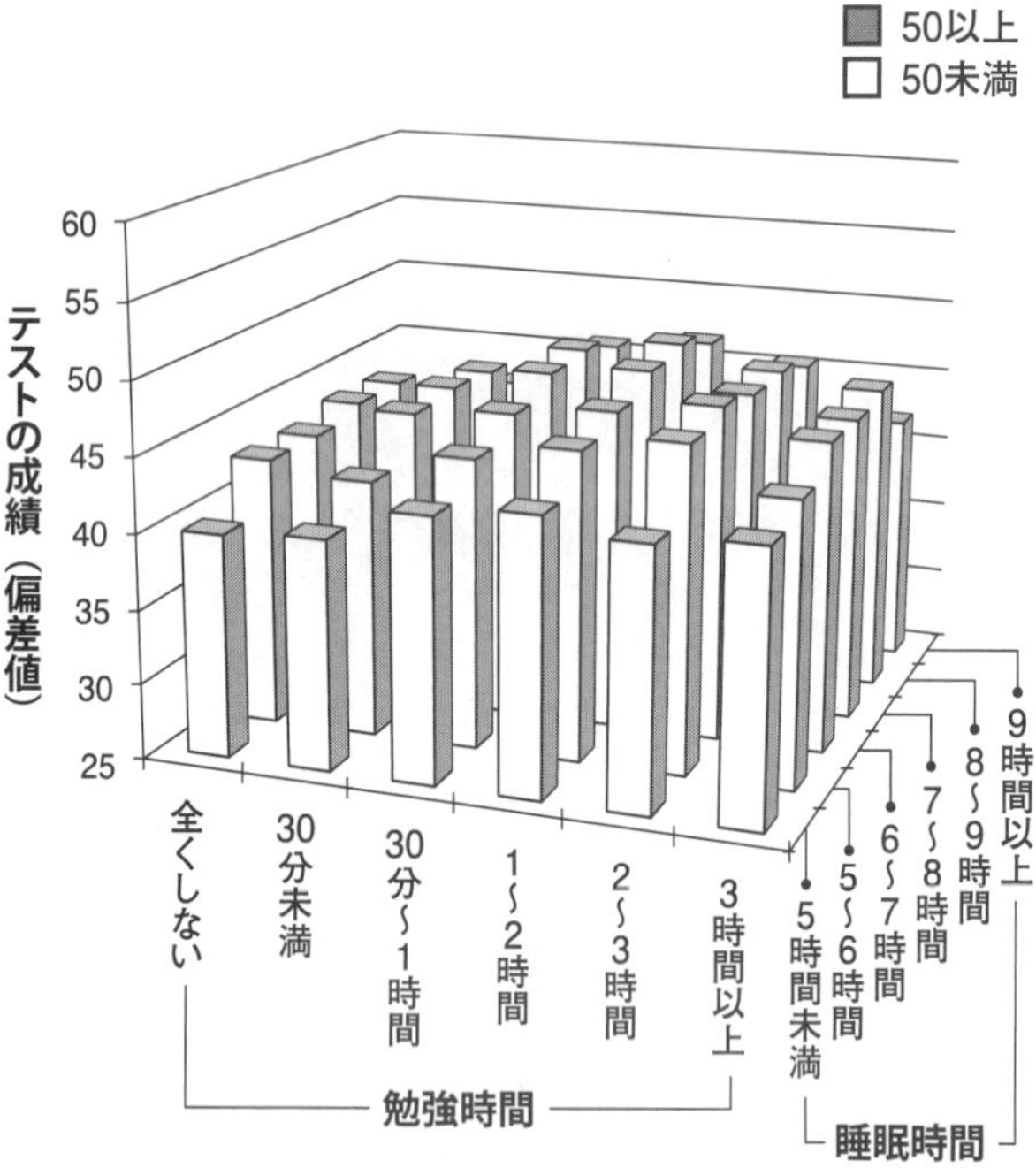

果からわかることは、スマホ等を1日3時間以上使用している子どもたちは、どれだけ勉強を頑張っていても、きちんと睡眠時間を確保していたとしても、成績が平均未満に沈んでしまっているということです。

つまり、スマホ等を長時間使用している子どもたちは、勉強時間や睡眠時間が削られてしまうから学力が低いという、私たちの最初の仮説は証明されませんでした。この結果から、スマホ等の使用は子どもたちの学力に直接的な悪影響を与えているという可能性が高まってきたのです。

スマホの使用時間を減らせば成績アップ

前節で、私は「スマホ等を長時間使用する子どもたちは学力が低い」という表現をしました。では、「スマホ等を長時間使用すると学力が下がる」と言うことはできるでしょうか。

これまで取り上げてきた単年度のデータを対象とした解析からは、スマホ等の使用と学力の低下のどちらが原因でどちらが結果なのか、その因果関係までは答えることができませんでした。このような研究を「横断研究」といいます。因果関係を示すためには、原因と結果が生じるだけの時間経過の情報を、解析に盛り込む必要があるのです。このような研究を「縦断研究」といいます。いわゆる追跡調査です。

私たちは、スマホ等の長時間使用と学力の低下、どちらが原因でどちらが結果なのかをはっきりさせるため、複数の年度にわたってデータを集める追跡調査を行ないました。

[図2-8] の左側の棒グラフは、2015年度における小学校6年生および、中学校1年生のスマホ等の使用時間と学力の関係を表しています。**[図2-2]** と全く同じ解析をしていますが、このグラフではスマホ等使用「1時間以上」の子どもたちをひとまとめにしています。2015年度においてスマホ等を「使用していなかった」子どもたち、「1時間未満」の使用にとどめられていた子どもたち、「1時間以上」使用してしまっていた子どもたちの三つのグループに対して、それぞれ2年後のスマホ等の使用時間の変化と学力の変化を調べました。

まずは、2015年度の時点でスマホ等を「使用していなかった」子どもたち（黒色の棒）の変化を見てみましょう。右側上段の線グラフをご覧ください。2年後の2017年度の時点で、そのままスマホ等を「使用していなかった」子どもたち（黒色の実線）、スマ

［図2－8］スマホ等の使用時間の変化と学力の関係
2015年度 小6・中1（14,411人）を2年間追跡
成績：4科目（国語、算数〈数学〉、理科、社会）の偏差値

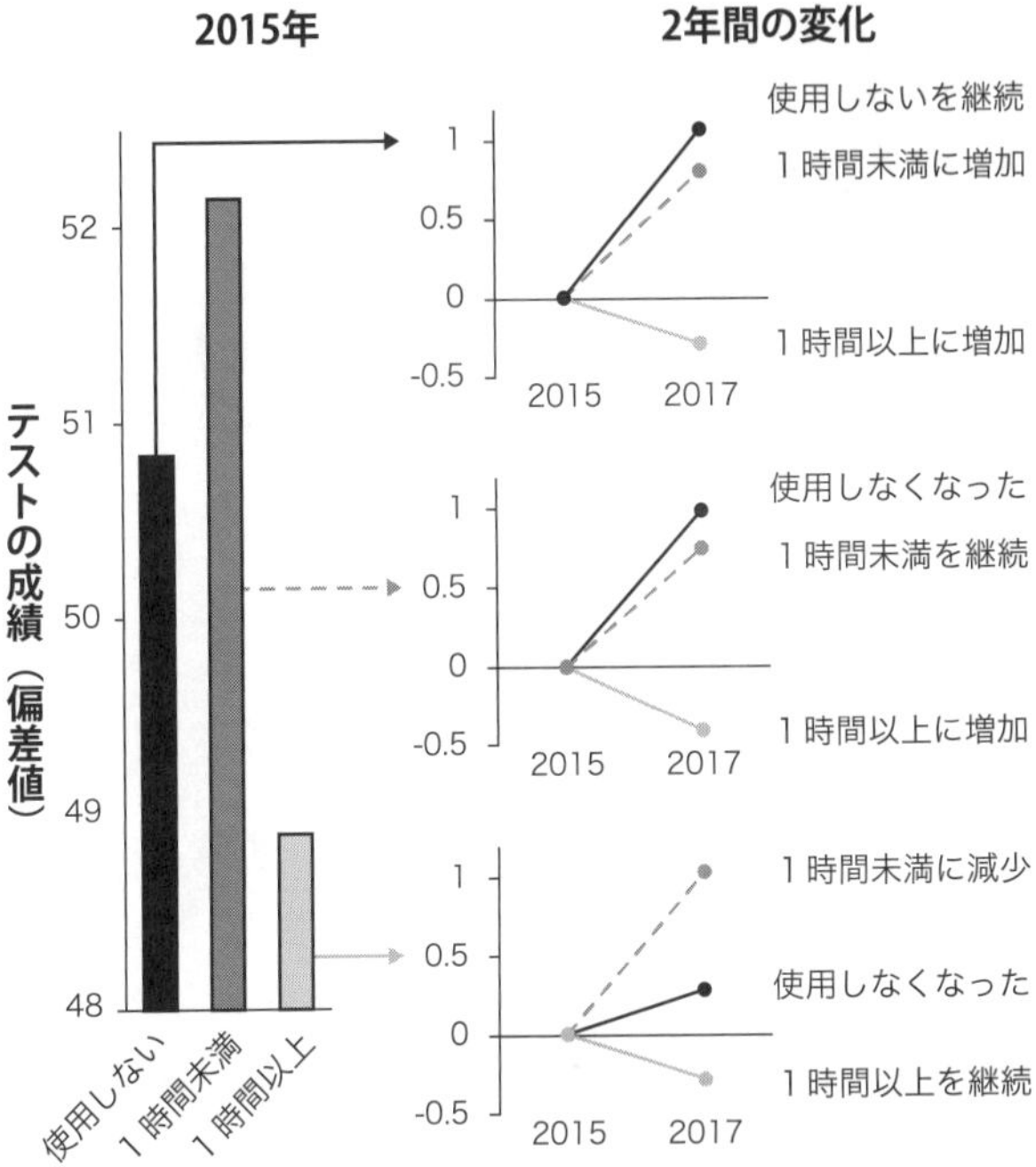

ホ等を使うようにはなったものの「1時間未満」にとどめることができていた子どもたち（濃い灰色の破線）の成績は伸びていました。一方で、スマホ等の使用時間が「1時間以上」になった子どもたち（薄い灰色の実線）の成績は下がっていました。

続いて、中段の線グラフをご覧ください。２０１５年度の時点でスマホ等を「1時間未満」の使用でとどめられていた子どもたち（濃い灰色の棒）の変化を表しています。2年後の時点でスマホ等を「使用しなくなった」（黒色の実線）と、そのまま「1時間未満」（濃い灰色の破線）の子どもたちの成績は上昇していました。一方で、「1時間以上」に使用時間が延びてしまった子どもたち（薄い灰色の実線）の成績は低下していました。

このように、スマホ等を使用しない、あるいは使用したとしても1時間未満にとどめることができている子どもたちの成績は、2年間で順調に伸びていたのです。反対に、スマホ等を1時間以上使用するようになってしまうと、学力はどんどんと下がっていってしまいました。この結果から、「スマホ等の使用時間が長くなる」と「学力が下がる」の間には明らかな因果関係があることがわかりました。

最後に、下段の線グラフをご覧ください。こちらは、２０１５年度にスマホ等を「1時間以上」使用していた子どもたち（薄い灰色の棒）の変化を表しています。2年後にスマホ等を「使用しなくなった」（黒色の実線）、または「1時間未満」（濃い灰色の破線）に減らすことができた子どもたちの成績は、持ち直して上昇に転じていました。一方で、そのまま「1時間以上」使い続けてしまった子どもたち（薄い灰色の実線）の成績はさらに下がってしまいました。

この結果は私たちにとって、救いといえるデータとなるかもしれません。なぜなら、一度スマホ等を1時間以上使用するようになってしまったとしても、その後で何とかして使用時間を減らすことができたら、下がってしまった成績を持ち直させることもできる可能性があるからです。

追跡調査の結果から、スマホを使えば学力は下がり、やめれば上がるという因果関係があることがはっきりとしました。この中に、私たちがこれから取り組むべき課題が潜んでいると考えています。実は、下段の線グラフでスマホ等の使用をやめられた子どもたち（黒色の実線）はたったの2・9％、1時間未満に減らせた子どもたち（濃い灰色の破線）もわずか10・1％しかいませんでした。

残りの大部分、87・0％の子どもたちはそのまま1時間以上使い続けていたのです。この結果からも、やはりスマホはタバコやお酒、ギャンブルと同じように、一度ハマってしまうとなかなか抜け出すことができない依存性があるといえるでしょう。

スマホをやめれば成績が上がります。しかし、スマホの「沼」から自分の力で抜け出せる子どもたちは現状で13%しかいません。そのため、いかにして87%の子どもたちを減らし、13%の子どもたちを増やすか、これこそ私たち大人が真剣に取り組んでいく必要がある、教育の課題です。

スマホ横目に3時間勉強しても成果は30分

どうしてスマホ等を使うと、学力が下がってしまうのでしょうか?

続いて、私たちは勉強中のスマホ使用に目をつけました。第1章で少し触れましたが、人間の脳は、同時に複数の物事を並行して行なう、いわゆるマルチタスクが苦手です。勉強をするときには、勉強一つに集中できる環境を整えることが大切です。

私が学生のころは、家に勉強を持ち込まないことを徹底していました。子どもながらに、家に帰ると誘惑がたくさんあることをわかっていたからです。勉強をするときは、どれだけ帰りが遅くなろうとも学校や塾に居残り、集中できる環境を整えて取り組むことにして

［図2－9］勉強中に勉強以外の目的でスマホ等を使用する割合

2017年度 スマホを持っている小5～中3（26,081人）

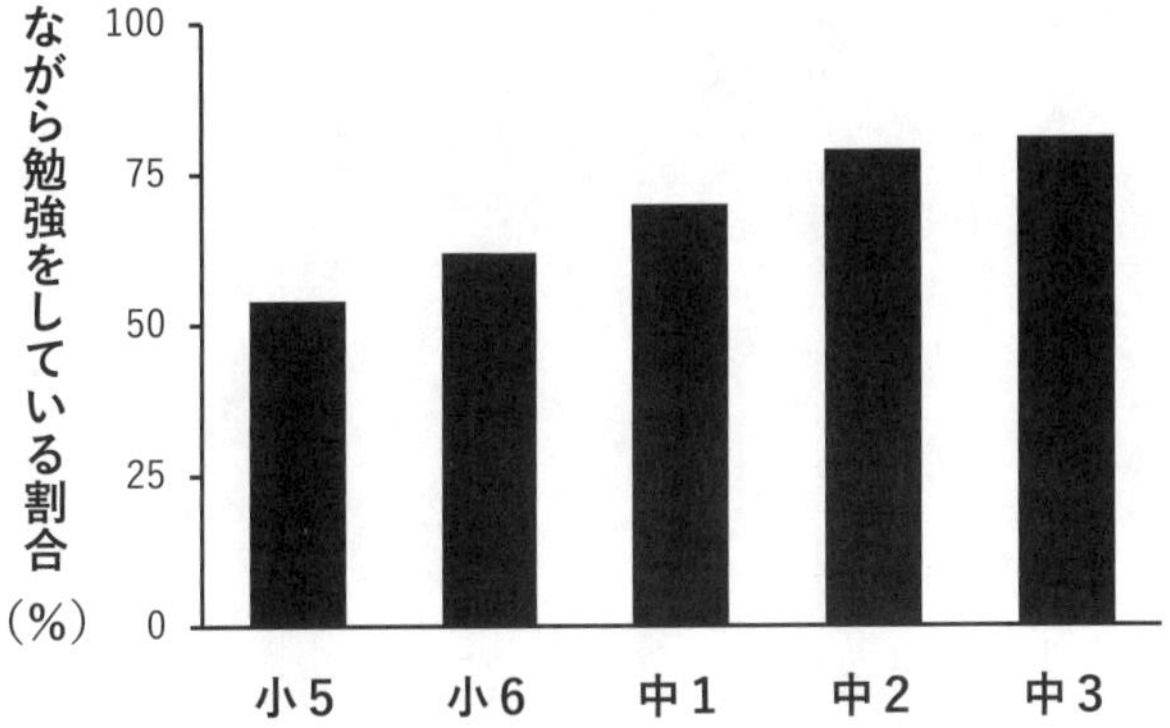

いました。ところが、仙台市の子どもたちの調査結果を解析してみると、驚くべき実態が明らかとなりました。

［図2－9］は、勉強中に勉強以外の目的でスマホ等を使用する、いわゆる「ながら勉強」をしている子どもたちの割合を表しています。スマホを持っている子どもたちを対象に解析したところ、なんと半数以上が「ながら勉強」をしていることがわかりました。小5の時点で53・9%、学年が上がるにつれて割合は上がっていき、中1で70・1%、中3になると80・7%が「ながら勉強」をしてしまっているのです。

私が子どものころは、テレビを見ながら勉強する「ながら勉強」が問題視されていました。テレビの場合、基本的にはリビングに置いてあるかと思います。そのため、自分の部屋で勉強をするようにすれば、「ながら勉強」のリスクは簡単に避けられました。しかし、スマホの場合は自分の部屋に持ち込むことができます。持ち込むどころか、机の上に置いた状態で勉強をしている子どもたちすら多く存在します。

「ながら勉強」は子どもたちの学力へどのような影響を与えるでしょうか？

図2-10は、スマホを持っている子どもたちのうち、「ながら勉強」をする子どもたちと、しない子どもたちの成績を比べた結果を表しています。縦軸にテストの成績、横軸に勉強時間をとっています。

まずは「ながら勉強」をしない子どもたち（黒色の棒）を見てみましょう。一番左が勉強時間「30分未満」の子どもたちの成績です。偏差値が49・9で、ほぼ平均点をとれていることがわかります。小・中学生で1日の勉強時間が「30分未満」というと、最低限の宿題をこなしている程度でしょうか。勉強中にスマホをいじらず、集中して勉強すれば、たったの30分でも十分に平均点をとることができるわけです。当然、たくさん勉強をしている子どもたちの方が高い学力となるはずなので、左から右にいくほど成績が高くなっていることがわかります。

［図２－10］ ながら勉強と学力の関係

2017年度 スマホを持っている小５～中３（26,081人）
成績：４科目（国語、算数〈数学〉、理科、社会）の偏差値

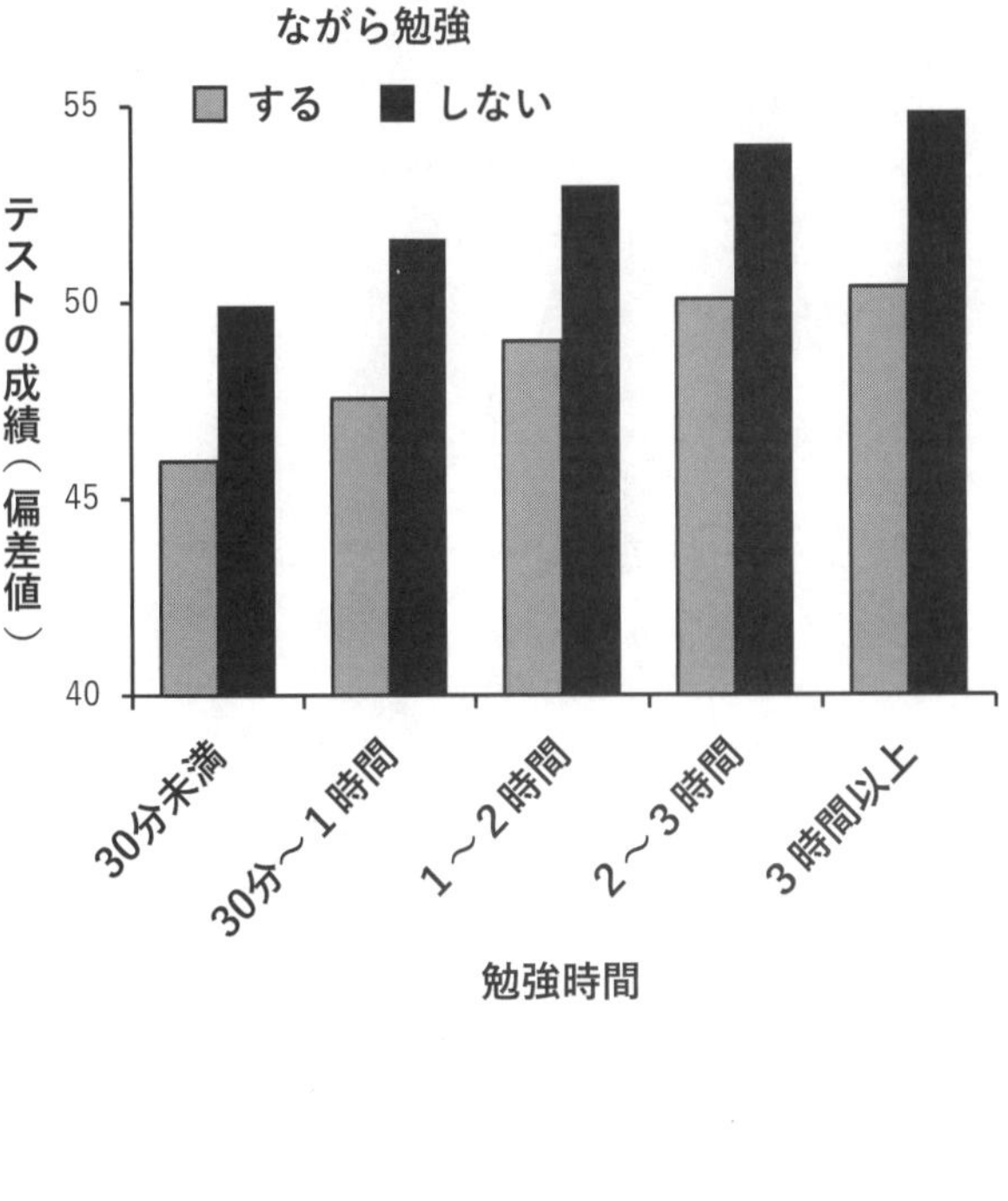

続いて、「ながら勉強」をしている子どもたち（灰色の棒）の成績を見てみましょう。勉強時間にかかわらず、「ながら勉強」をしない子どもたちよりも明らかに学力が低くなっていることがわかります。勉強時間「3時間以上」の子どもたちでさえ、偏差値が50・4とほぼ平均点までしか届いていません。先ほどご紹介した「ながら勉強」をせずに「30分未満」勉強をしている子どもたちの成績とほとんど変わりません。つまり、スマホをいじりながらダラダラと3時間勉強をしたとしても、実質30分勉強をした程度の学習効果しか得られないというわけです。

この事実を知らずに、悪気なく「ながら勉強」をしてしまっている子どもたちは、どのように感じているでしょうか？　おそらく、「毎日3時間も勉強を頑張っているのに、成績が全然上がらない……」と悩んでいるのではないでしょうか。せっかく勉強を頑張る気があった子どもたちでも、「どうせ頑張っても無駄だ！」と勉強を嫌いになって投げ出してしまうかもしれません。努力が報われないことは、とてもつらいことです。子どもたちの健気《けなげ》な努力を、学力という結果に結びつけてあげるためにも、「勉強中はスマホの電源を切ってリビングなどに置き、目に入らないようにする」ということを徹底していただきたいのです。

「ながら」という悪癖

「ながら勉強」についてもう少し深掘りしてみましょう。

子どもたちはスマホのどんなアプリを使って「ながら勉強」をしているのでしょうか？

仙台市の調査で一番多かったのが「音楽」、次いで「LINE等のインスタントメッセージ」、そして「動画」「ゲーム」が続きました。アプリ別にも解析してみましたが、いずれのアプリも学力に悪影響がありました。

さらに、複数のアプリを併用しているほど、学力への悪影響が大きいこともわかっています。中には、これら4種類のアプリをすべて使うと回答した子どもたちが14・2％も存在しました。勉強はおろか、スマホの操作にすら集中できていないのではないかと思ってしまいます。

音楽を聴きながら勉強をする、というのはたしかに理解できます。ちなみに、私はスマホで音楽を聴くことと、専用の音楽プレーヤーなどで聴くことは、性質が異なると考えています。スマホの場合には、毎月定額の料金を支払うことで音楽を聴き放題になる、いわゆるサブスクリプションサービス（以下サブスク）を利用することが多いです。サブスクには、各ユーザーが独自に複数の楽曲をまとめたプレイリストを公開する機能があります。

例えば、勉強中にプレイリストを聴いているときに、「この曲はちょっと好みじゃないな」と思ったら、スマホを操作して次の曲へ飛ばします。場合によっては、そのときの気分に合う別のプレイリストを探しにいきます。サブスクは自分で購入したCDを聴く場合と比べて、圧倒的に楽曲数が多いので、それだけ選曲の選択肢が増えます。そのため、専用の音楽プレーヤーの場合と比べて、機器を操作する頻度が高くなるのです。

また、専用の音楽プレーヤーと違ってスマホは多機能ですから、曲を変えるついでにＬＩＮＥを返したり、ＳＮＳをのぞいたりと、1回の操作の時間が長くなりがちです。このように、音楽を聴きながら勉強をすることというよりも、音楽を選んだり曲を飛ばしたりするために、勉強を中断してスマホをいじるという行為が、学力へ悪影響を与えているのではないかと考えています。

動画についても同様のことがいえます。東北大学加齢医学研究所の研究では、テレビやビデオの動画を見ること自体が子どもたちの脳に悪影響を与えることがわかっています。[5]ただそれ以上に、スマホによる動画の視聴には大きな悪影響があると考えられます。

テレビ番組や映画と比べて、ＹｏｕＴｕｂｅなどの動画投稿・共有サービスは動画１本あたりの時間が短く作られています。短い動画の方が再生数を稼げるからです。そのため、動画を見終わって次の動画を選ぶ、という動作が頻繁に繰り返されることになります。このように、勉強を中断してスマホを操作するという行為が、学力に大きな悪影響を与えていると考えられます。

音楽を聴きながら勉強、動画を見ながら勉強、集中力は下がるでしょうが、これらは何とか勉強と両立すること自体は可能でしょう。しかし、ゲームをしながら勉強、というのはさすがに無理があるかと思います。東北大学加齢医学研究所の研究でも、ゲームが子どもたちの脳に悪影響を与えることはわかっていますし[6]、ましてや勉強中にゲームをすることが学力に悪影響となるのは疑いようがありませんね。

最後に、ＬＩＮＥ等のインスタントメッセージについては、音楽、動画、ゲームとは少し性質が異なります。音楽、動画、ゲームは、自ら能動的に使うアプリです。一方で、インスタントメッセージは、外からの影響で「使わされてしまう」可能性があるアプリなのです。勉強中に友人からメッセージが届いたら、スマホが「ピコン」と鳴ります。通知音を切っていたとしても、「ブルブル」とバイブレーションが作動したり、画面が光ってバナーが表示されたりします。

せっかく集中して勉強をしていたとしても、机の上に置いたスマホから音が鳴ったり振動したり光ったりしたら、集中力が下がってしまって当然です。さらに、メッセージが届いたら、「どんな内容か気になる……」「早く開いて返信しないと嫌われてしまうかも……」と頭の中がメッセージのことで支配されてしまい、勉強どころではなくなってしまいます。

そこで私たちは、ＬＩＮＥ等のインスタントメッセージに着目して、さらに分析を進めました。

「会話のラリー」というインスタントメッセージの罠

インスタントメッセージの使用と子どもたちの学力には、どのような関係があるでしょうか？

仙台市の調査の中で、「携帯電話・スマホなどでメールやメッセージのやりとりをするとき、どれくらいの時間で返事をしなければいけないと思っていますか」という質問をしています。２０１７年度の結果を見ると、「すぐに返す」と回答した子どもたちが29・4

%、「30分以内」が22・0%、「1時間以内」が7・9%、「その日の内に」が27・9%、「翌日以降でもかまわない」が12・8%でした。

私の個人的な感覚では、「1時間以内」でも返信が早いなと思ってしまいます。子ども社会の中で生き残るためには、やはり「LINEは即レス」が常識なのでしょうか。「すぐに返す」「30分以内」「1時間以内」を合わせると、59・3%になります。仮に1日1時間勉強する子どもがいたとして、勉強中に友人からメッセージが届いたとしたら、約6割の子どもは勉強を中断し、スマホを手に取り返信をしているという計算になります。

【図2-11】は、スマホを持っている子どもたちについて、LINE等のインスタントメッセージの使用時間と学力の関係を調べた結果を表しています。縦軸に「テストの成績」、横軸に「インスタントメッセージの使用時間」をとっています。インスタントメッセージの使用時間が長い子どもたちほど、明らかに学力が低くなっている様子が見てとれます。しかも、【図2-2】でスマホ等の使用と学力の関係を示したグラフでは見られた、「1時間未満」の山がなくなってしまいました。この結果から、インスタントメッセージは使えば使うほど学力に悪影響があるといえます。

インスタントメッセージを使用する子どもたちは、どうして学力が低いのでしょうか？

[図2－11] インスタントメッセージの使用時間と学力の関係

2017年度 スマホを持っている小5～中3（26,081人）
成績：4科目（国語、算数〈数学〉、理科、社会）の偏差値

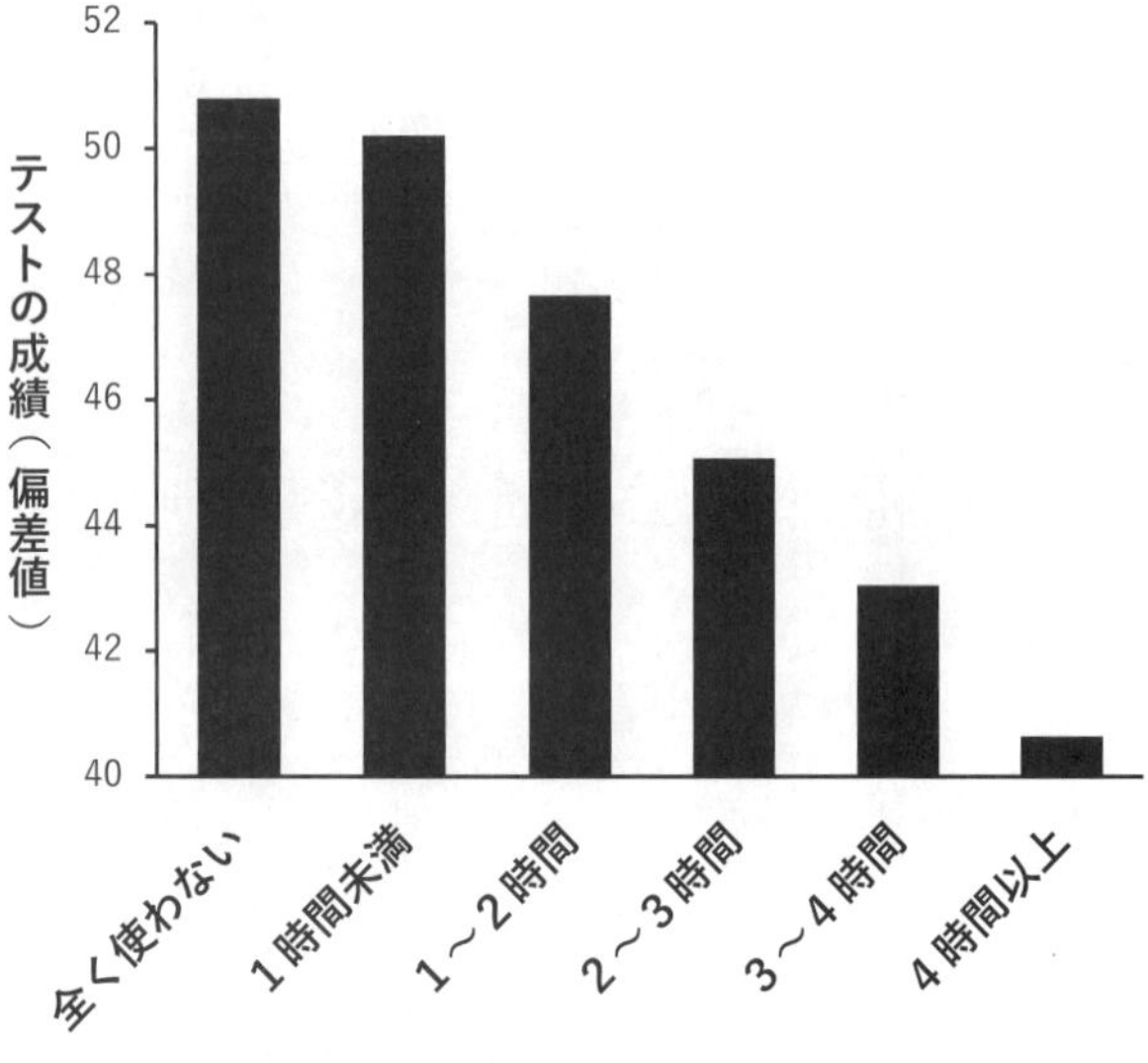

まずはインスタントメッセージの特徴について考えてみましょう。最初に挙げられる特徴は文章の長さです。インスタントメッセージでのやりとりは、従来のメールと比べて短い文章で行なわれます。メールよりもチャットに近いような感覚です。短文に加えて、LINEの場合はスタンプと呼ばれるイラストによってやりとりもできます。このように、短文とスタンプを中心としたやりとりになる

ため、従来のメールよりも会話のラリーの数が多くなります。つまり、それだけスマホに通知が届く回数が多くなるわけです。

もう一つ、通知の回数が増える要因として考えられるのが、グループトークの機能です。インスタントメッセージは、従来のメールと同じような1対1に加えて、複数人が一つのグループに入って同時にやりとりができる、グループトークという機能があります。例えば家族やクラスメイトでグループを作り、自由にメンバーを招待することができます。LINEの場合、最大500人のグループを作ることができるそうです。当然ながら、グループの人数が増えるほど、やりとりの回数が増えます。場合によっては、少し目を離した隙にLINEの通知が何百件と溜《た》まっていることもあります。

最後に、自分がメッセージを読んだことが相手へ即座に伝わる「既読」機能が挙げられます。「既読」したにもかかわらず、返信をしないことは「既読無視」と呼ばれています。ちなみに、どちらもしないことを「未読無視」と呼ぶようです。

このように、インスタントメッセージを使っている人たちの中には、「返信がない」イコール「無視されている」という認識を持っている人が少なからず存在しているわけです。そのため、メッセージを受け取ったら、相手に無視されたと思わせないように、「早く返信じなくては……！」という焦りが生まれてしまうのです。

通知音が鳴るだけで低下する集中力

そこで私たちは、インスタントメッセージの通知がもたらす精神的な焦りや不安などが、子どもたちの勉強中の集中力を下げているのではないかと考えました。

東北大学の学生さんたちにご協力いただき、平均年齢約22歳の大学生21人を対象に、LINEの通知音が集中力に与える影響について調べました。

実験には同性の友人同士の3人組で参加してもらいました。まずは10分間、3人で自由にLINEのグループトークをしてもらい、その後に、3人のうち1人だけ別室で集中力を測る心理検査を受けてもらいました。

検査は、パソコンの画面に「○」が表示されたらできるだけ早くボタンを押す、「×」が出たらボタンを押してはいけない、という単純なものです。やることは単純なのですが、いつ画面にマークが出るのかわからないので、集中して画面をじっと見続けなくてはいけません。

実際にやってみると、かなりの集中力を要する課題なのです。パソコンで課題に取り組んでいる間、学生さんの背後に自分のスマホを置いてもらいました。そして、「課題中はスマホを触ってはいけません」という指示をしました。実際の実験室の様子が【図2－12】の上の写真です。

検査をしない残りの2人には、ＬＩＮＥでグループトークを続けてもらいました（【図2－12・下】）。すると、パソコンで集中力を調べる課題に挑戦している学生さんの背後のスマホに通知が届き、音が鳴ります。しかし、検査中のため見ることができません。このようにして、「勉強中にＬＩＮＥの通知が届いて、気になってしょうがない……！」という状態を実験室の中で再現したのです。

音が鳴って集中力が下がるのは当たり前のことなので、ＬＩＮＥの通知音と同じ頻度でアラームの音を鳴らす条件下でも検査を行ない、集中力の指標を比べました。

解析の結果、アラームの音を鳴らしたときと比べて、ＬＩＮＥの通知が鳴ったときの方がボタンを押すまでの平均時間が長くなりました。さらに、素早く押せたり、気を取られて遅れてしまったりするような、ボタンを押すまでの時間のばらつきが大きくなっていました。これらの結果から、ＬＩＮＥの通知音は集中力を下げていることがわかりました。

[図2−12] 通知音と集中力についての実験の様子

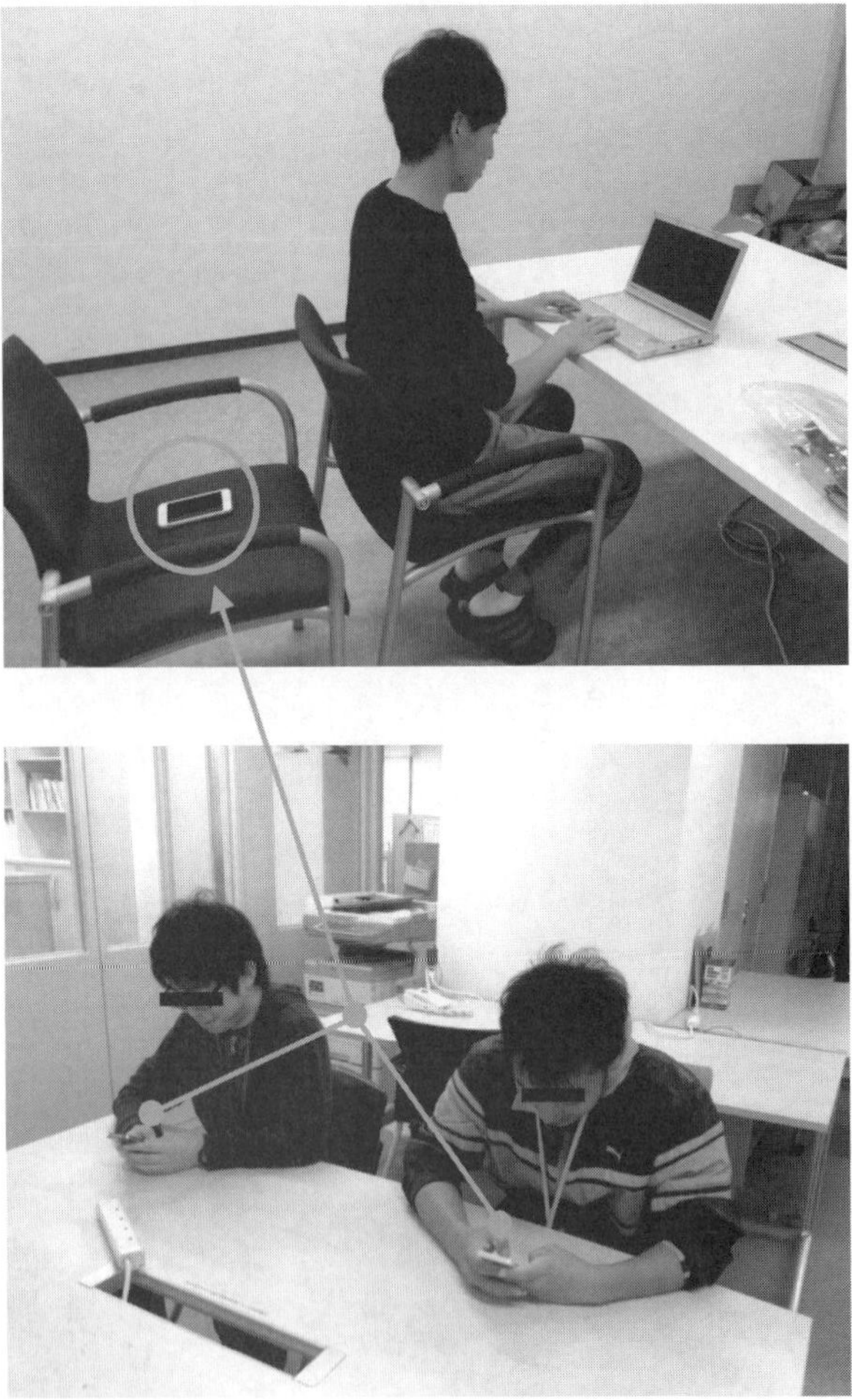

さらに、「早く返信しないと嫌われちゃう……！」といった、対人関係に抱く不安の傾向が高い人ほど、通知音によって集中力が下げられる程度が大きいことも明らかになりました。

この実験のポイントは、実際にスマホを操作しているわけではないというところです。「ながら勉強」をしていなかったとしても、勉強中にスマホが机の上にあって、通知が届くだけでも、集中力が下がってしまうということを意味しています。この実験の結果からも、やはり「勉強中はスマホの電源を切ってリビングなどに置き、目に入らないようにする」ということを徹底するべきだといえます。

スマホやタブレットでの学習は脳がはたらかない？

パソコンやタブレット端末などのデジタル機器を用いた教育は、子どもたちの脳や学力へどのような影響を与えるのでしょうか？

２０１９年12月、文部科学省はＧＩＧＡスクール構想を発表しました。ＧＩＧＡ（ギガ）はGlobal and Innovation Gateway for Allの頭文字で、日本語に訳すと「すべての子どもたちへ世界につながる革新的な扉を」というような意味となります。文科省は、「1人1台端末」と、「高速大容量の通信ネットワーク」を整備することで、「多様な子どもたちを誰ひとり取り残すことなく、公正に個別最適化された資質・能力が育成できる教育環境」を実現することを目指しているようです。

文科省の2021年7月時点における「端末利活用状況等の実態調査」によると、公立の小学校等の96・2%、中学校等の96・5%が、「全学年」または「一部の学年」で端末の利活用を開始しているとのことです。このように、すべての子どもたちへ「1人1台端末」がすでに行き届きつつあるのが現状です。

みなさんは知らない言葉を調べるときには何を利用していますか？

最近はスマホを使って、指先一つで簡単に情報を得られるようになりました。一方で、スマホで得た知識は頭に残らず、すぐに忘れてしまうような感覚を抱いている方も多いのではないでしょうか。

そこで、私たちは実際に調べものをしているときの脳活動を計測し、スマホを使用した場合と紙の辞書を引いた場合で比較する実験を行ないました。東北大学の学生さんにご協力いただき、少し難しい単語（例えば「忖度《そんたく》」など）の意味を2分間でどれだけ調べられるかを、超小型NIRS《ニルス》（脳活動を測る機器の一つ。詳しくは132〜133ページ参照）を用いて前頭前野の脳活動を計測しながら実験しました。

実験の結果、紙の辞書を引いた場合は2分間で五つの単語の意味を調べることができました。一方で、スマホを使用した場合は六つでした。この結果から、やはりスマホは手軽に情報を得られる便利な道具だといえます。

では、肝心の脳の活動はどうなっていたでしょうか？

【図2－13】は、言葉調べをしているときの前頭前野の活動の変化を表しています。縦軸が「脳の活動の変化」、横軸が「時間」です。黒い線が「右の脳活動」、灰色の線が「左の脳活動」をそれぞれ表しています。

最初の約30秒間は何もせずにボーッとして安静にしていただきました。1本目の縦線までの時間です。この間の脳活動が基準となります。

続いて、2本目の縦線までの間が、自分のスマホを使って2分間の言葉調べを行なっているときの脳活動を表しています。脳活動の変化を見ると、最初の何もしていないときの脳活動とほとんど変わっていないことがわかります。

再び、30秒間の何もしない状態をはさんで、3本目から4本目の縦線までの2分間が、

[図2−13] 言葉を調べているときの脳活動

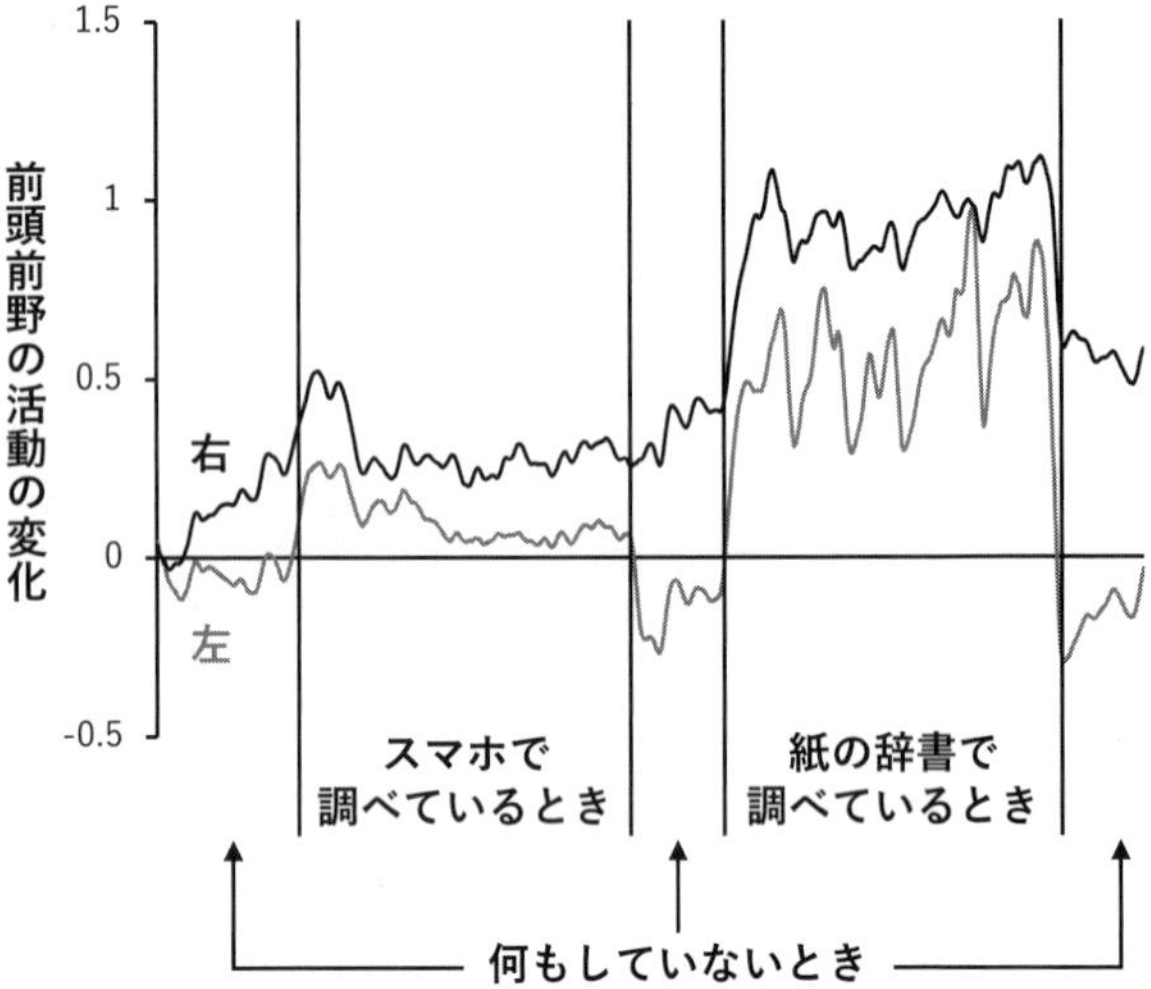

紙の辞書を使った言葉調べの脳活動を表しています。

紙の辞書を用いて単語を調べているときには、調べ始めから前頭前野の活動が急激に上がっている様子が見てとれます。その後、2分間絶えず活発にはたらき続けています。先ほどご紹介したように、紙の辞書で言葉調べをしたときには、五つの単語を調べることができました。グラフの線の動きをよく見てみてください。きれいに五つの山ができていますね。きちんと言葉調べに応じて、前頭前野が生き生きとはたらいている様子がわかります。

目的の単語を見つけた瞬間は特に活動が高まっていますが、実はそれ以外の時間も、調べる作業の間は、活動が高く維持されています。紙の辞書で単語を調べるためには、頭文字のツメを探して本を開き、柱を見ながらページをめくり、単語を探さなくてはなりません。指先を器用に操りながら文字を目で追う繊細な作業です。ときには目的の単語だけではなく前後にある単語が目に入り、気になって読んでいることもあるでしょう。このように、紙の辞書を引くという行為そのものが前頭前野の活動を高めていると考えられます。

さらに、調べた単語の意味を思い出せるかを実験後に抜き打ちでテストしてみました。紙の辞書で調べた単語は五つのうち二つ思い出せたのに対し、スマホで調べた単語は六つのうち一つも思い出せませんでした。

みなさんも日常生活の中で同じような経験をされたことはありませんか？　ちょっと気になってスマホで調べた情報は、次の日には覚えていなかったり、以前にも同じことを調べていたりしたことがあるかと思います。脳がはたらいていないのですから、覚えていなくて当然なのです。

この現象は、「Ｇｏｏｇｌｅ効果」や「デジタル性健忘《けんぼう》」とも呼ばれています。[7]スマホで検索した情報は、覚えることができないというより、そもそも覚える必要がない情報と、私たちの脳はとらえているのです。なぜなら、検索することで何度でも一瞬にして情報を得ることができるからです。そうすれば、わざわざ記憶に留めて必要なときに思い出すといった労力を使う必要がなくなります。「忘れたらまた調べればいいや」と脳は最初から記憶することを放棄してしまうのです。脳が持つ記憶という機能を、インターネットに頼って「アウトソーシング」しているような状態といえます。

普段の生活のように、いつでもインターネットへ接続できる状況であれば、私たちの記憶をアウトソーシングしていても支障はないのかもしれません。日本全国を10キロメートル四方のマス目に区切り、高速通信の基盤となる高度特定基地局が置かれたマス目の比率を基盤展開率といいます。総務省が推進する「デジタル田園都市国家インフラ整備計画」の2022年3月の報告書によると、第5世代移動通信システム（5G）の基盤展開率は、23年度末までに98％となる見込みです。森林、荒地、水域などを除いたほぼ全域でスマホ等を用いた高速通信が使えることになります。

しかし、私たちにとって、本当に情報が必要になるのはどんなときでしょうか？　その一つに、災害などに見舞われた生死に関わる緊急事態があります。2011年の東日本大震災、私は仙台で被災しました。当時、インターネットは全く使えない状態になりました。

生死を左右するような極限状態で、人間の「生きる力」が試されます。多くの記憶をアウトソーシングしている人間が、生き残れるとは思えません。

もしもこの実験と同じような現象が、タブレット等のデジタル機器を用いて学習をしている子どもたちの脳活動でも表れているとしたら、極めて恐ろしいことに思えます。表面上は効率的に学習しているように見えても、実は学習した内容が子どもたちの記憶に残っていないかもしれないのです。

経済協力開発機構（ＯＥＣＤ）が２０１５年に発表した、世界72の国と地域に住む15歳の子どもたち約54万人を対象とした調査結果[8]によると、「学校にあるコンピュータの数が多い国ほど数学の学力が低い」「学校でインターネットを使うことが多い国ほど、子どもたちの読解力が低い」ことなどが報告されています。

そもそも機械とは何のために作られたかというと、人間がラクをするためです。ラクをする、すなわち時間と労力を肩代わりしてくれるものに対して、私たちは便利であると感じ、対価を支払います。スマホを開発する側の技術者の方たちに【図2−13】のグラフを見せたら、逆に大喜びしてくれることでしょう。人間の脳に負荷をかけないことが、スマホが便利な機械であることの証明になるわけですから。

第1章でもご説明した通り、私たちの脳は負荷がかかって初めて活動し発達していきます。人間にラクをさせるために作られた機械を使って、脳に負荷をかけるべき作業である勉強をするというのは、本来の目的と真逆のことを強いているのです。

「ラクして稼ぐ」「ラクして痩せる」——私たちはそんな見出しへすぐに飛びつきます。一方で、そんなうまい話はないことにも、薄々感づいているわけです。「ラクして脳を鍛える」こともまた、ありもしないうまい話の見出しに過ぎないのです。

「ラクをするな、頭を使え！」

昭和生まれの大学教授がこう言うと、古臭い考え方だと非難されるかもしれません。でも私は違います。平成生まれ、ゆとり世代の若手研究者です。危機感の強さに気づいてくれる方が少しでもいてくだされば、私がこの本を書いた意味があったと思えます。

インターネットを使い続けた、衝撃の3年後

みなさんもこんな経験が一度はあるはずです。

紙にペンで文字を書く代わりに、スマホで文字を打つようになると、漢字が書けなくなります。インターネット上の地図が導くままに運転をしていると、道を忘れてしまいます。

Use it, or lose it.

インターネットの使用で脳をサボらせるオンライン習慣がついてしまうと、一体どんな悪影響があるのでしょうか？　東北大学加齢医学研究所では、平均年齢約11歳の子どもたち223人を3年間追跡調査することで、インターネットの使用と脳の発達について調べました[9]。

子どもたちのインターネット使用習慣を7段階の項目（1：機器を持っていない／2：全く使用しない／3：まれに使用する／4：週に1日使用する／5：週に2〜3日使用する／6：週に4〜5日使用する／7：ほぼ毎日使用する）で聞きました。同時に言語能力に関する知能検査を行ないました。そして、脳の発達を調べるために、MRIを用いて、子どもたちの脳の写真を撮影しました。

まず追跡前の時点で、子どもたちの脳の発達および、言語の能力には差がありませんでした。次に、追跡調査の結果【図2-14】を見てみましょう。3年後に同じ計測を行なった結果、インターネットをたくさん使っていた子どもたちほど、3年間の言語能力の発達が小さく、幅広い範囲における脳の発達にも悪影響が見られました。黒い部分が、発達に悪影響が見られた脳の領域を表しています。幅広い範囲に色が塗られていることがわかります。

この写真は、脳の神経細胞の本体が集まっている灰白質の発達を表しています。神経線維が張り巡らされている白質についても、幅広い領域で発達への悪影響が見られました。これまで、同様の研究をテレビ[5]やゲーム[6]でも行なってきましたが、ここまで脳の広範囲における発達に悪影響が見られたのは初めてのことでした。発達に悪影響が見られた脳領域には、認知機能を支える前頭前野、記憶や学習に関わる海馬のほか、言葉に関係する領域、感情や報酬を処理する領域などが含まれています。どれも私たちが生きる上で必要となる大切な機能です。

特に衝撃を受けたのは、インターネットを「ほぼ毎日使用する」と回答した子どもたちの脳の発達は、ほとんどゼロに近い数値となっていたことです。つまり、インターネット

[図2−14] インターネット使用による発達への悪影響が見られた脳領域

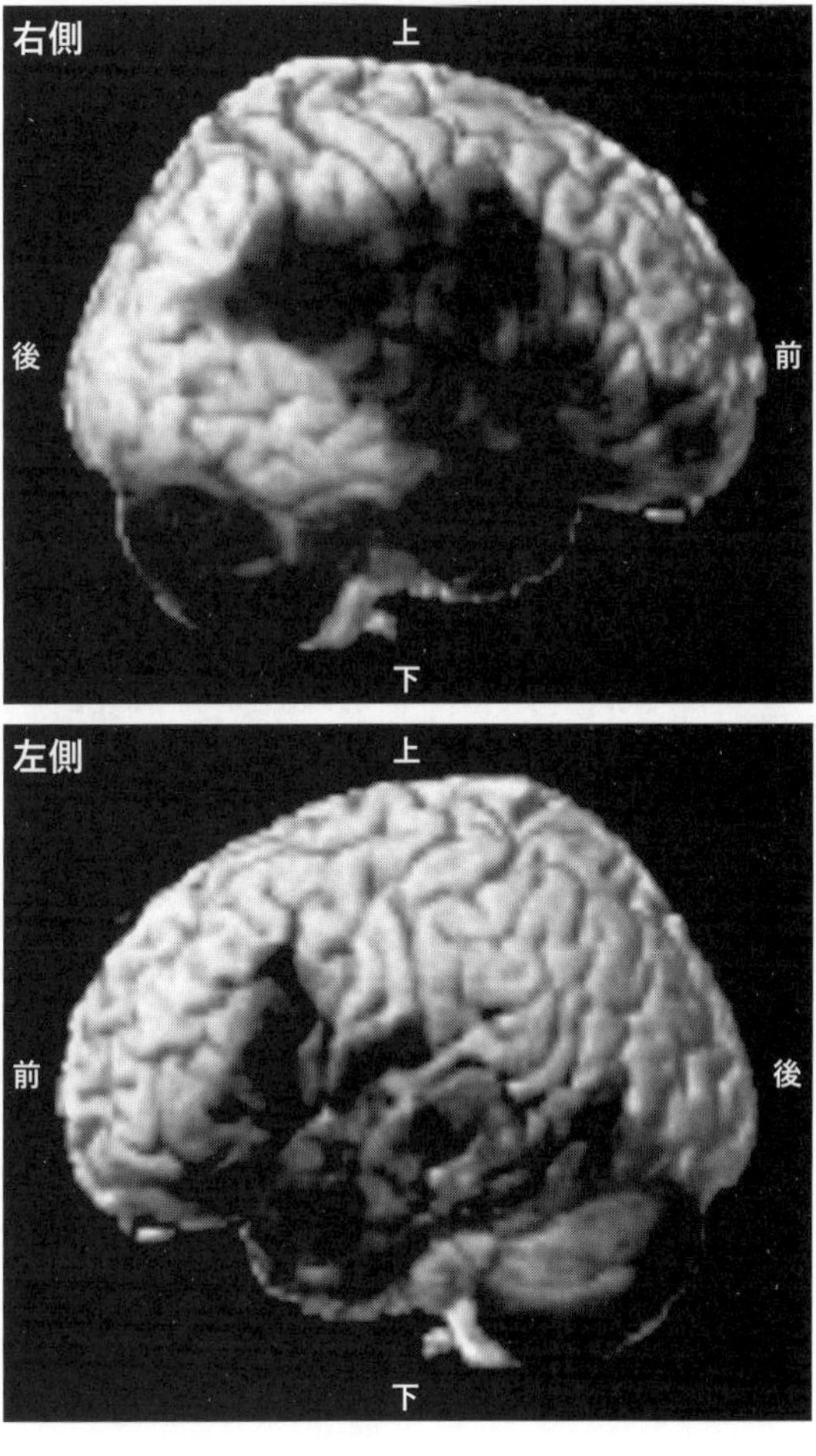

を毎日使っている子どもたちは、3年間で脳が全く発達していなかったのです。

例えば、中学校へ進学するときにスマホを買ってもらった子どもがいるとしましょう。もしこの子が、毎日スマホでインターネットを使用する生活を3年間続けてしまったら、恐ろしい未来が待っているかもしれません。

この子は約3年後、高校受験を迎えることになります。周りの子どもたちが健全に発達を遂げていく中、この子の脳は小学校6年生の時点で発達が止まっています。つまり、中学校3年生の中に、ひとりだけ小学校6年生が紛れ込んで試験を受けているような状態になってしまうのです。勝ち目があるわけありませんよね。

【図2−7】のグラフを見返してみてください。スマホ等を1日3時間以上使っている子どもたちは、どれだけ勉強を頑張っても、きちんと睡眠をとっていたとしても、成績が平均以上に届いていませんでした。脳の発達が止まってしまっているわけですから、スマホを使った分だけたくさん勉強をすれば、悪影響を補って帳消しにできる、とはいかないのです。

私が通っていた中学校は、いわゆる荒れた学校でした。しばしば校内でタバコの吸いがらが見つかっては、問題になっていました。あるとき、生活指導の一環でタバコが健康に与える悪影響を説明する集会が開かれました。集会では、タバコによって真っ黒に染まって萎縮した肺の写真を見せられました。幼き日の私は、その写真を見て背筋が凍るような恐怖を覚えました。その瞬間に「タバコは身体に悪いんだ」と、私の脳に強烈に刻まれたのです。結果として、私は今日まで1本もタバコを吸ったことはありません。

肺も脳も、鏡に映して自分で見ることはできません。タバコで肺が真っ黒に染まるように、知らず知らずのうちに、スマホで脳の発達が止まっていたら恐ろしいことだと思いませんか？　そのため、私が子どもたちを相手に講演をするときには、必ず【図2−14】の写真を見せるようにしています。幼き日の私が真っ黒な肺の写真を見たときと同じように、「スマホは脳に悪いんだ」と子どもたちの脳に刻まれてくれることを願っているのです。

コラム2

インターネット依存傾向セルフチェック

第2章では、スマホ等のデジタル機器を用いたオンライン習慣が、子どもたちの学力や脳の発達に悪影響を与えていることをご説明しました。

自分自身や家族が、インターネットに依存していないかと不安に思われた方も多いのではないでしょうか？　そこで、インターネット依存傾向を自分で調べることができる質問項目をご紹介させていただきます。

インターネット依存傾向を測る質問項目としては、米国のキリバリー・ヤング博士が開発したインターネット依存症テスト（Internet addiction test）が世界中で使用されています。[10] 日本でも総務省が日本語版を作成し、調査で用いています。

総務省が2014年に行なった「ICTの進化がもたらす社会へのインパクトに関する調査研究」の報告書を参考に、一緒にインターネット依存傾向を測ってみましょう。

20項目の質問に対し、5段階（全くない＝1点、まれにある＝2点、ときどきある＝3

点、よくある＝4点、いつもある＝5点）で回答してください。

1　気がつくと、思っていたより長い時間ネットをしていることがありますか。

2　ネットを長く利用していたために、家庭での役割や家事（炊事、掃除、洗濯など）をおろそかにすることがありますか。

3　配偶者や友だちと過ごすよりも、ネットを利用したいと思うことがありますか。

4　ネットで新しく知り合いを作ることがありますか。

5　周りの人から、ネットを利用する時間や頻度について文句を言われたことがありますか。

6　ネットをしている時間が長くて、学校の成績や学業に支障をきたすことがありますか。

7　他にやらなければならないことがあっても、まず先に電子メールやSNSなどをチェックすることがありますか。

8　ネットが原因で、仕事の能率や成果に悪影響が出ることがありますか。

9　人にネットで何をしているのか聞かれたとき、いいわけをしたり、隠そうとしたりすることがありますか。

10 日々の生活の問題から気をそらすために、ネットで時間を過ごすことがありますか。

11 気がつけば、また次のネット利用を楽しみにしていることがありますか。

12 ネットのない生活は、退屈で、むなしく、わびしいだろうと不安に思うことがありますか。

13 ネットをしている最中に誰かに邪魔をされると、いらいらしたり、怒ったり、言い返したりすることがありますか。

14 夜遅くまでネットをすることが原因で、睡眠時間が短くなっていますか。

15 ネットをしていないときでも、ネットのことを考えてぼんやりしたり、ネットをしているところを空想したりすることがありますか。

16 ネットをしているとき「あと数分だけ」と自分で言い訳していることがありますか。

17 ネットをする時間や頻度を減らそうとしても、できないことがありますか。

18 ネットをしている時間や頻度を、人に隠そうとすることがありますか。

19　誰かと外出するより、ネットを利用することを選ぶことがありますか。

20　ネットをしていないと憂うつになったり、いらいらしたりしても、再開すると嫌な気持ちが消えてしまうことがありますか。

テストは以上です。各項目の点数を足し合わせて、合計点を出してみてください。20〜39点が「ネット依存傾向低」、40〜69点が「ネット依存傾向中」、70点以上が「ネット依存傾向高」とグループ分けされます。ややデータが古いですが、参考までに年代ごとの平均値を載せておきます。ご自身の点数と比較してみてください。

10〜20代では、「ネット依存傾向低」が31・7%、「ネット依存傾向中」が55・2%、「ネット依存傾向高」が13・1%でした。

30〜40代では、「ネット依存傾向低」が49・3%、「ネット依存傾向中」が44・8%、「ネット依存傾向高」が6・0%でした。

50代以上では、「ネット依存傾向低」が66・0%、「ネット依存傾向中」が31・0%、「ネット依存傾向高」が3・0%でした。

いかがでしたか？　第2章の本文でも触れましたが、現時点で「インターネット依存症」という病気はありません。そのため、このテストは依存症の診断というわけではないのでご注意ください。結果を参考に、ご自身のオンライン習慣を顧みるきっかけにしていただければ幸いです。

第3章

オンライン・コミュニケーションの落とし穴

コロナ禍におけるコミュニケーションの変化――対面からオンラインへ

２０２０年春からの新型コロナウイルス感染症の世界的大流行により、職場や学校、電車やバスの車内、飲食店などあらゆる場所で、飛沫《ひまつ》防止のためにマスクの着用やソーシャル・ディスタンスの確保が求められるようになり、人と人が対面で会話をする機会は制限されるようになりました。

社会的な動物である私たちヒトにとって、社会から心身ともに切り離されることは大きなストレスとなります。孤独や孤立が深刻な社会問題となっていることから、２０２１年2月に内閣官房では孤独・孤立対策担当室が設置されました。

２０２１年12月には2万人を対象とした、大規模な実態調査（人々のつながりに関する基礎調査）が実施されました。その結果、「あなたはどの程度、孤独であると感じることがありますか」という質問項目に対して、「しばしばある・常にある」と回答した人が４・５％、「時々ある」が14・５％、「たまにある」が17・４％で、合計36・４％の人が孤独を感じていることがわかりました。

年代別に見ると、20代が最も孤独を感じていて44・4%、次いで30代が42・2%となっています。おそらく未婚の単身世帯が多く含まれる20~30代で、特に孤独を感じている方が多かったと推察されます。まさに私も30代の未婚単身世帯です。帰り道に立ち寄ったスーパーマーケットの会計で、「レジ袋はいりません」と言うことが、1日の生活における最初で最後の発話となる日が少なくありません。もし私がアンケートの調査対象となっていたら、「しばしばある・常にある」と回答してしまっていたかもしれません。

コロナ禍をきっかけに、仕事や学習などで「オンライン化」が一気に進みました。複数人が集まって密となることを避けるため、多くの企業ではオンライン会議が一般的なものとなり、学校はしばしば休校せざるを得なくなり、オンライン授業を実施する機会が増えました。また、講演会や音楽ライブもオンラインで開かれるようになりました。

コロナ禍によってオンライン習慣が急速に普及しましたが、前章でも見てきたように、そもそも私たちはSNSやメール、ビデオ通話やゲームなどインターネットによるオンライン習慣に取り囲まれています。

第3章では、脳科学的な知見をもとに、最新の研究結果を交えながら、オンライン習慣がコミュニケーションをどう変え、脳にどんな影響を与えるのかについて論じていきます。

コミュニケーションとは？

そもそも「コミュニケーション」とは何でしょう？

日常生活でも頻繁に使われている一般的な言葉ですが、意外と説明するのが難しい言葉でもあります。

「コミュニケーション」を『広辞苑』で引いてみると、次のように定義されていました。

「社会生活を営む人間の間で行う知覚・感情・思考の伝達。言語・記号その他視覚・聴覚に訴える各種のものを媒介とする」

わかるような、わからないような……、ちょっと難しいですよね。どうやらコミュニケーションとは、単なる情報のやりとり以上の意味を持っているようです。心と心が通じ合うような感覚、共感や共鳴といった心理的な要素も含まれます。コミュニケーションとは相手の気持ちを推し量り、考えを理解し、互いに協力しあえるような信頼関係を築いていく過程ともとらえられるでしょう。

コミュニケーションは、「Communication」という英語をそのまま外来語としてカタカナ表記で用いています。この事実からわかることは、「Communication」という英単語にぴたりとあてはまる日本語が存在しないということです。日本語での説明が難しくて当然といえます。

用語の定義が曖昧《あいまい》だとわかりにくく、誤解を招いてしまう恐れがあります。本書では、コミュニケーションを「人と人とが双方向的な情報のやりとりを通じて心を通わせること」と定義して論じていきたいと思います。

ヒトにとってコミュニケーションは必要不可欠

心理学者のロイ・バウマイスター博士とマーク・リアリー博士の論文[1]によると、ヒトは持続可能でポジティブな人間関係を形成し維持することを望む「所属欲求（Need to belong）」を、基本的欲求の一つとして持っているといいます。ヒトにとって集団で生活することは、食料を獲得したり、外敵から身を守ったり、生殖や子育てをしたりする上で有利であり、単独で生活するよりも生存できる可能性が高かったためであると考えられます。

コミュニケーションが私たちにとって必要不可欠であることは、裏を返すとコミュニケーションが不足すると様々な問題が生じてくることになります。

多くの人は、他人とコミュニケーションをする機会が減ると、寂しいという感情を抱くでしょう。心理学の分野では、人間関係が質的または量的に不足しているときに生じるネガティブな感情を「孤独感」といいます。[2] 孤独感と心の健康は密接に関わっています。ドイツで行なわれた約1万5千人を対象とした大規模調査の結果、孤独感の高い人は、うつ病や不安障害の傾向が高く、自殺願望が強いことが報告されています。[3]

東北大学加齢医学研究所では、孤独感が脳に与える悪影響について検討がなされました。[4] 平均年齢約20歳の大学生776人を対象に、孤独感と脳の容積の関係を調べました。その結果、孤独感の高い人は第1章でもご紹介した前頭前野をはじめ、言葉や感情、表情の読み取りなどコミュニケーションに関わることが知られている幅広い脳領域の容積が小さいことがわかりました。この研究の結果から、孤独感の高い状態が続くと、共感や他人の気持ちを推し量るといったコミュニケーションに重要な役割を果たしている脳の機能が衰えていってしまう可能性があると考えられます。

仲の良い友人や、愛する家族とのコミュニケーションは楽しいものです。一方で、ときにコミュニケーションにおいてトラブルを抱えてしまうこともあります。例えば、誰かに酷《ひど》いことを言われたり、仲間はずれにされたりしてしまうこともあるでしょう。社会的な動物である私たちヒトにとって、集団から排除されてしまうことは生死に関わるほど重要な問題となるのです。そのため、ヒトの脳は他者からの評価や、集団から仲間はずれにされることに対して、極めて鋭敏に反応するようにできています。

誰かに傷つけられたり、仲間はずれにされたりしたときに、「心が痛む」と表現することがあります。興味深いことに、人間の脳の中では、身体的に傷ついたときに感じる痛みを処理する脳の領域と、心が傷ついたときに感じる痛みを処理する脳の領域が同じなのです。[5] 誹謗《ひぼう》中傷のことを「言葉の暴力」と表現することがあります。脳科学的には単なる比喩では済まされず、拳《こぶし》で殴っているのと大差ないのです。

痛みというのは、生物にとって生命を維持するために必要な感覚です。もし私たちが痛みを感じなければ、自分の身体についた傷や病気の症状に気がつくことができず、知らぬ間に命を落としてしまうかもしれません。同じように、誰かに酷いことを言われたり、仲間はずれにされたりしたときに、心に「痛み」を感じなければ、いつの間にか独りぼっちになってしまいます。

前述のように、私たちの祖先が生きた時代では、単独での生活は集団での生活と比べて命が危険にさらされる可能性が高く、生存に不利でした。現代の社会においても、例えば赤ちゃんにとっては親や周りの大人たちが近くにいなくなってしまうことは、やはり命の危機と直結するほどの重大な問題です。急いで泣き声をあげて自分の存在を知らせなくてはいけません。このように、心が「痛み」を感じることは、命を守るために備えられた脳の機能の一つといえるでしょう。

親子での会話が子どもの健やかな脳を支える

近年、家族のあり方も変化してきました。厚生労働省の「2019年国民生活基礎調査」の結果によると、1世帯あたりの人数は年々減少傾向にあり、2019年の時点で1世帯あたり平均2・39人と報告されています。児童のいる世帯は全体の21・7%で、そのうち親と子どもだけのいわゆる核家族世帯が82・5%までに上ります。児童のいる世帯のうち、母親が仕事をしている世帯は72・4%と、ほぼ4分の3の家庭がいわゆる共働きとなっています。

［図3－1］親子で過ごす時間が長い子どもほど発達していた脳の領域

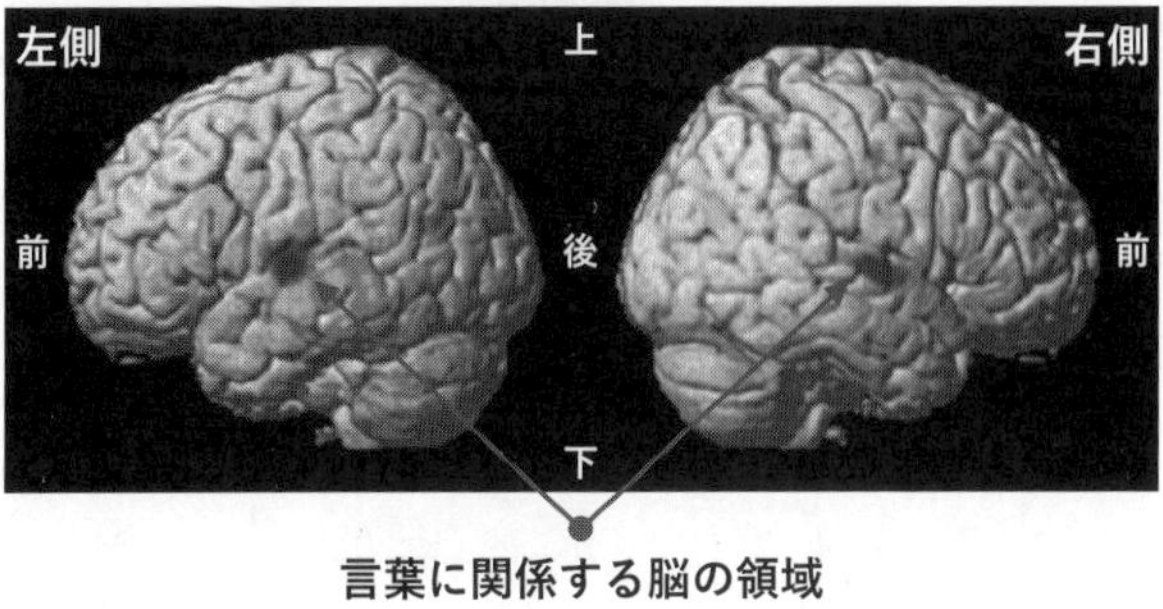

同じく厚生労働省の「第6回全国家庭動向調査」によると、2018年の時点で母親が育児にかける時間は平日で532分、休日で680分と報告されています。父親は母親よりも少なく、平日で86分、休日で322分となっています。親が子どもと一緒に過ごす時間の長さと、子どもたちの脳の発達にはどのような関係があるのでしょうか。

東北大学加齢医学研究所では、平均年齢約11歳の子どもたち208人を3年間追跡調査することで、親子のコミュニケーションと脳の発達について調べました。[6]

まず追跡前の時点で、親子で過ごす時間が長い子どもたちほど、言語能力が高いことがわかりました。また、言葉に関係する脳の領域の容積が小さいことがわかりました［図3－1］。第1章でご紹介したように、子どもの脳の発達の過程では、シナプスの刈り込みという現象が起こり、シナプスが整理されて容積が減少していきます。3年後に同じ計測を行なった結果、親子で過ごす時間が長かった子どもたちほど、3年間の言語能力が大きく上昇し、言葉に関係する脳の領域の発達も顕著に見られました。

親子の過ごし方のうち、特に会話をたくさんしているほど、言葉の発達に良い影響があることがわかりました。このように、親子のコミュニケーションは、子どもの脳の発達や言語能力に関係しているのです。

親子の会話についてさらに詳細な分析をするために、平均年齢約11歳の子どもたち225人を対象に、親の褒《ほ》め言葉が子どもの脳の発達に与える影響を調べました。[7] その結果、親が子どもを褒める頻度が高いほど、子どもたちの感情や共感と関係する脳の領域が発達していることがわかりました。

また、親から頻繁に褒めてもらえている子どもたちは、誠実性と開放性という性格的な特徴を持っていることも明らかとなりました。誠実性が高い人は、自己管理能力が高く計画的に目標を達成することが得意であるというような特徴があります。開放性が高い人は、好奇心旺盛《おうせい》で想像力が豊かで、新しいことに挑戦したり、独創的なアイデアを発揮したりすることが得意であるというような特徴があります。つまり、子どもたちをたくさん褒めてあげることで、様々な挑戦を実行していける子どもに育てることができるといえるかもしれません。

褒め言葉のような他者からの賞賛は、脳の中では金銭などの報酬を受け取ったときと同じように処理されています。[8] 小さなことでも構いません。子どもたちが何かを頑張って達成したときには、積極的に褒めてあげてください。そうすると子どもは嬉しくなって、また同じことを繰り返すようになります。そうして望ましい行動がどんどん強化されていくのです。

人間の脳には負荷が必要

コミュニケーションが脳の発達には欠かせないことは前述の通りですが、ではその手段が対面からオンラインに取って代わったとしても脳にとって影響はないのでしょうか。

その点に言及する前に、そもそも「オンライン」とは何かから考えます。

コンピュータやタブレット、スマホなどのデジタル機器がインターネットに接続され、別の機器と情報をやりとりできる状態を指します。逆に、ネットワークから切り離された状態をオフラインといいます。つまり、オンライン・コミュニケーションとは、デジタル機器を用いてインターネットを介して行なわれるコミュニケーションと定義することができます。

オンライン・コミュニケーションの方法には、様々なものがあります。メールやLINEなどのインスタントメッセージ、TwitterやFacebookなどのソーシャルネットワーキングサービス（SNS）上でのやりとり、ZoomなどのWeb会議システムを用いたビデオ通話といった方法が利用されています。

人と人が面と向かってやりとりする対面コミュニケーションと、オンライン・コミュニケーションにはどのような違いがあるでしょうか？

対面と比べて、オンライン・コミュニケーションは楽であるという特徴があります。朝から職場で会議がある日の行動を想像してみてください。

対面での会議がある場合、朝起きてから歯を磨き、顔を洗い、身だしなみを整え、仕事着に着替えます。朝食を済ませ、忘れ物がないか確認をして家を出ます。満員電車やバスでもまれながら会社を目指します。考えるだけで面倒くさいですよね。月曜日の朝、仕事に行くのが憂鬱《ゆううつ》に感じられるブルーマンデー症候群という言葉があることもうなずけます。

会社に着いたら、早速会議の準備に取り掛かります。会議室の机や椅子を移動してレイアウトを整えます。人数分の資料を印刷してホチキスで綴《と》じます。綴じ方が間違っていると怒られるので丁寧に作業します。上司が出勤してきたら、元気に挨拶《あいさつ》をしてコーヒーを淹《い》れて差し出します。

会議が始まると、一言も聞き漏らすまいと発言者の言葉に集中して耳を傾けます。メモを取りながら議論の内容を整理します。当然、居眠りなどをしている暇はありません。意見したいことがあれば、手を挙げて発言します。手を挙げた瞬間、会議室にいる全員の目線が自分に集まります。緊張で自然と体中に汗が噴き出します。このように、対面での会議に参加するというのは、様々な行動の積み重ねなのです。

他方、オンライン会議の場合はいかがでしょうか。Ｗｅｂカメラには限られた範囲しか映りません。一般的には上半身、または肩から上の範囲だけを映すことが多いかと思います。カメラの画質も調整することができます。最近では肌を綺麗に見せたり、化粧をしているように見せたり、画像をリアルタイムで加工してくれる機能まであるようです。

そのため、極端なことをいえば、上半身だけ仕事着に着替えてしまえば、身だしなみは問題ないわけです。たとえ部屋が散らかっていたとしても、背景に画像を埋め込んで隠すことができます。会議が始まる5分前に目が覚めてさえいれば、準備が間に合うかもしれません。わざわざ会社へ出勤することも、会議室を準備して資料を印刷することも必要ありません。

ある程度の人数が参加する会議であれば、通信の負荷を軽減させるため、発言者以外はカメラとマイクをオフにして参加することが多いかと思います。カメラとマイクが切られていたら、居眠りをしていても、別の作業をしていても、誰にもわかりません。発言をしたいときには、挙手ボタンなどを押して知らせます。全員の目線が集まるわけでもないので、緊張感は少ないでしょう。発言の際にも、「自分の声がちゃんと聞こえているかな?」という不安があるくらいで、難しいことは特にありません。

このように、オンライン・コミュニケーションは対面コミュニケーションと比べて、圧倒的に負荷が小さいのです。

人間の脳は大変なことをしているときほど、負荷がかかって活発にはたらきます。あなたが楽をしているときは、脳も一緒になってサボります。サボり癖のついた脳は、あなたをどんどんと楽な方へと導いていくでしょう。コロナ禍に入って2年以上が経過し、オンライン会議に慣れた方も多いのではないでしょうか。会社で上司が突然、「来週から会議をすべて対面に戻すぞ！」と言い出したらみなさんどう思いますか？　オンラインでサボり癖のついてしまった脳をお持ちの方は、「対面の会議はもうやりたくないな……」と思ってしまったかもしれません。

オンラインと対面ではコミュニケーションの質が違う

続いて、対面コミュニケーションとオンライン・コミュニケーションが持つ性質の違いについて、海外で行なわれた研究をご紹介しながらもう少し詳しく見ていきましょう。

オランダでは、66人の大学生を対象に、3人1組で協力してクイズを解く実験が行なわれました。[9]　参加者はそれぞれ、対面会話条件とオンライン会話条件の2回実験に参加しました。実験の結果、対面と比べて、オンラインでは発話1回あたりの時間が長く、会話のラリーが少なく、複数人の会話が「かぶる」ことが少なく、会話の満足度が低かったことが報告されています。

この結果は、おそらくみなさんのご経験ともよく合致しているのではないでしょうか？　オンライン会話では、気がついたらひとりで長々と喋《しゃべ》り続けてしまっていたということがありますよね。1人あたりの話す時間が長くなる分、話者の交代は減る傾向にあります。また、会話が途切れたとき、次に誰が話し出すのか、探り合いや譲り合いのような状況になることもよくあります。このように、対面とオンラインの会話の特徴には違いがあるようです。

米国の研究グループは、グループの意思決定場面におけるオンライン会話の特徴について、いくつかの研究結果を集計して報告しています。[10]グループの意思決定とは、例えば、今後の予定や目標を定める、問題を解決する、新しいアイデアを生み出す、異なる意見をすり合わせて交渉する、などを目的とした話し合いのことを指します。

解析の結果、対面会話と比べて、オンライン会話では、目標の達成が難しく、話し合いにかかる時間が長く、会話の満足度が低いことが報告されています。やはり、活発な議論が必要になるような重要なテーマについて話し合うときには、オンラインは不向きだといえるでしょう。

英国では、48人の大学生を対象に、初対面の同性の相手と1対1のペアで会話をした後に、相手に対してどのような印象を抱くのかを調べました。[11]学生たちを半分に分けて、24人が対面、もう半分の24人がオンラインで会話する条件で行ないました。相手の思考を読むようなカードゲームをペアで行なった後に、相手に対する印象を問うアンケートをとりました。

その結果、対面に比べて、オンラインでは、相手に好意的な印象を持たず、賢いと感じなかったという回答が多かったことが報告されています。このように、対面とオンラインでは、相手に抱く印象にも違いが現れてくるのです。

「つながっている」と感じるとき、脳と脳も同期する

誰かと互いに深く理解しあえたとき、「心が通じ合った」と表現します。趣味や興味が一緒で話が盛り上がったとき、この人とは「波長が合う」な、と感じます。もちろん、私たちの脳は誰かとコードで接続されているわけではありません。言ってしまえば「オフライン」の状態です。にもかかわらず、私たちは誰かと「つながっている」と感じます。不思議ですよね。誰かと「つながっている」と感じているとき、私たちの脳はどのようにはたらいているのでしょうか？

誰かの話に共感したり、相手の気持ちを推し量ったりするとき、主に三つの脳領域がは

たらいていることが知られています。前頭前野の内側と、側頭葉の先端あたり、側頭葉と頭頂葉の間あたりです［図3-2］。対面での会話をしているとき、その場にいるすべての人の脳の中で、これらの領域が活発にはたらいていることになります。

脳の活動は上がったり下がったり、時々刻々と変化しています。そのような脳活動の時間的なゆらぎが、会話をしている人たちの間で揃《そろ》ってくるということが、最近の研究でわかってきました。私たちは、複数の人たちの間で脳活動のリズムが揃ってくるという現象が、コミュニケーションにおける共感や共鳴のような現象を反映しているのではないかと考えています。話している相手と脳活動のリズムが揃っているとき、私たちは「つながっている」と感じるのかもしれません。

複数の人たちの間で脳活動の時間的なゆらぎのリズムが揃っている状態を、「脳活動が同期している」といいます。東北大学加齢医学研究所ではこれまで、日常生活の様々な場面における脳活動の同期現象を計測してきました。

第1章では、様々な種類の脳活動を測る機器についてご紹介しました。私たちが研究で使っているのは、光を用いて脳の活動を計測するＮＩＲＳ《ニルス》という機器です。ＮＩＲＳは他の機器と比べて、計測するときの身体的な拘束が少ないという利点があります。会話のよ

［図３－２］共感に関係する脳の領域

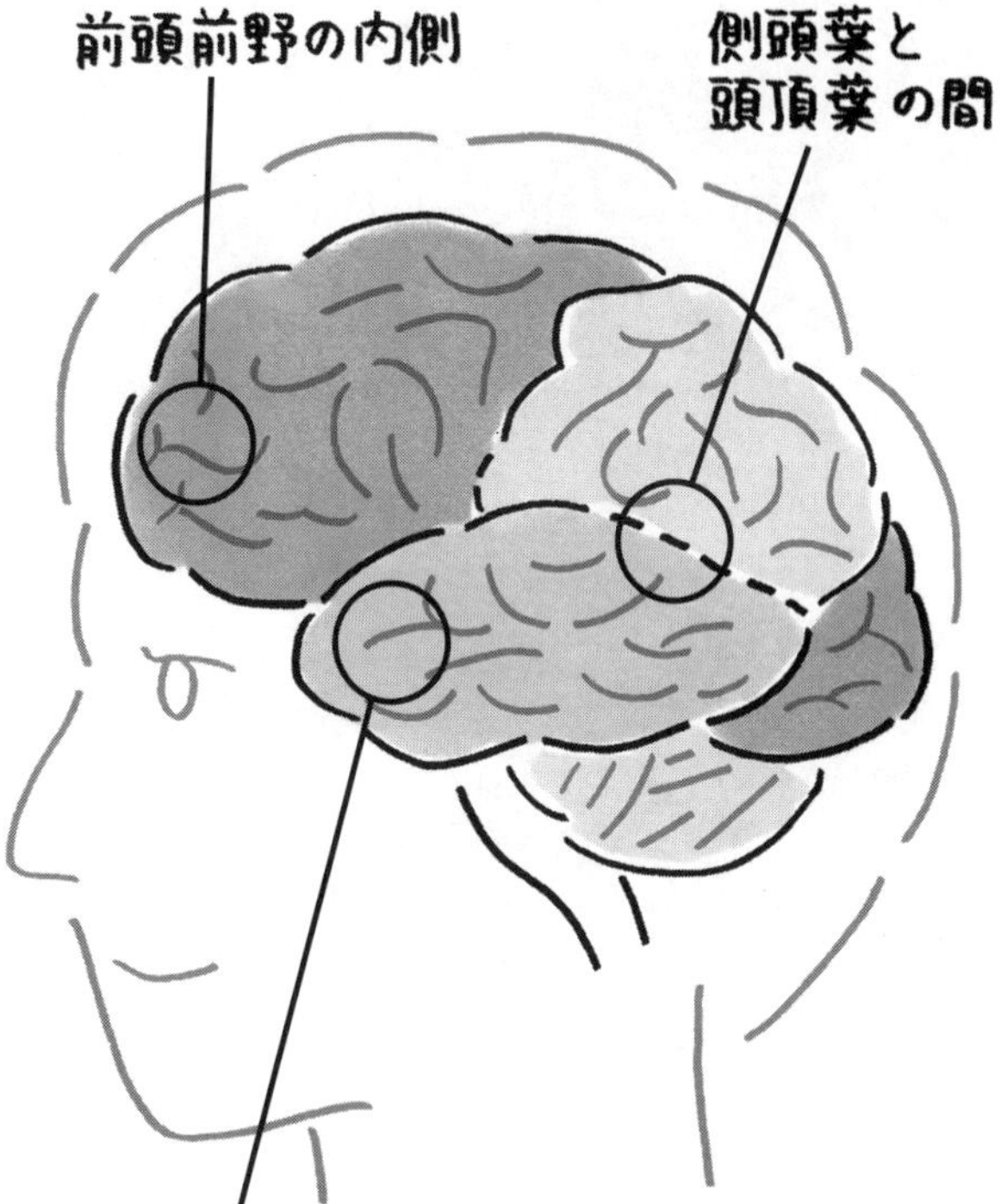

[図3－3] NIRSの小型軽量化

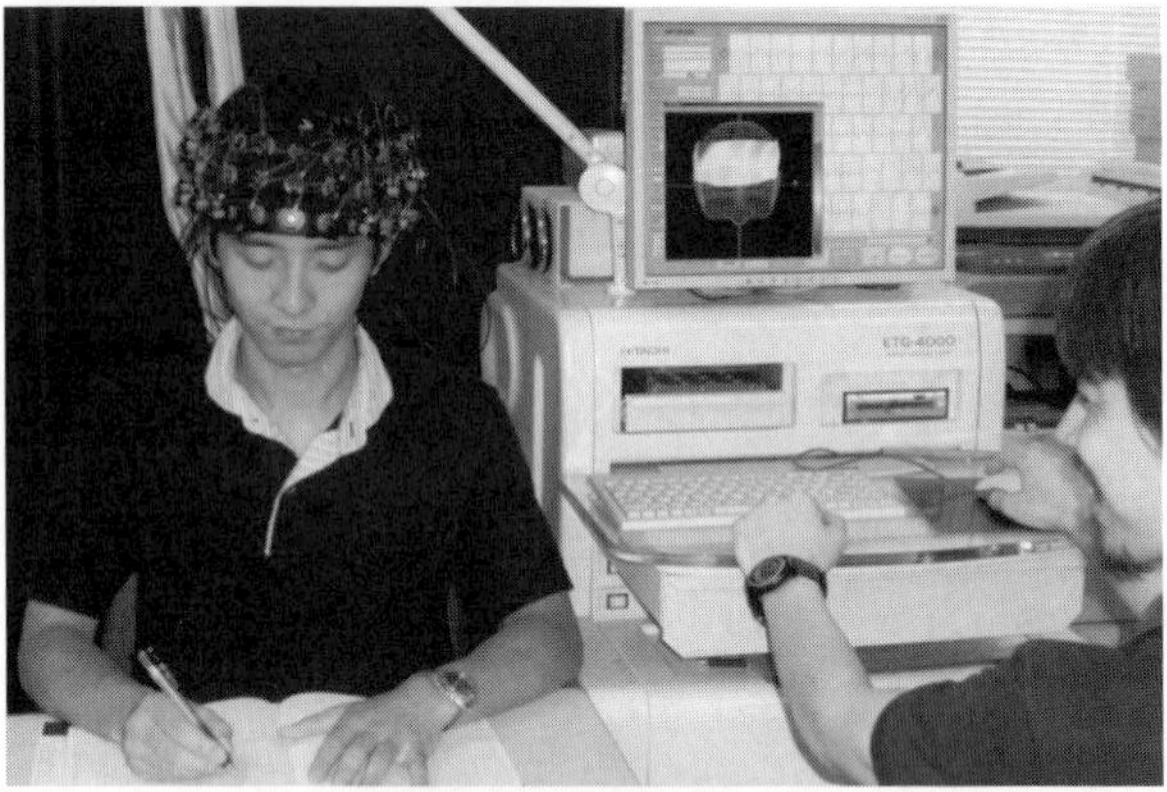

従来型のNIRS
（ETG-4000　株式会社日立メディコ）

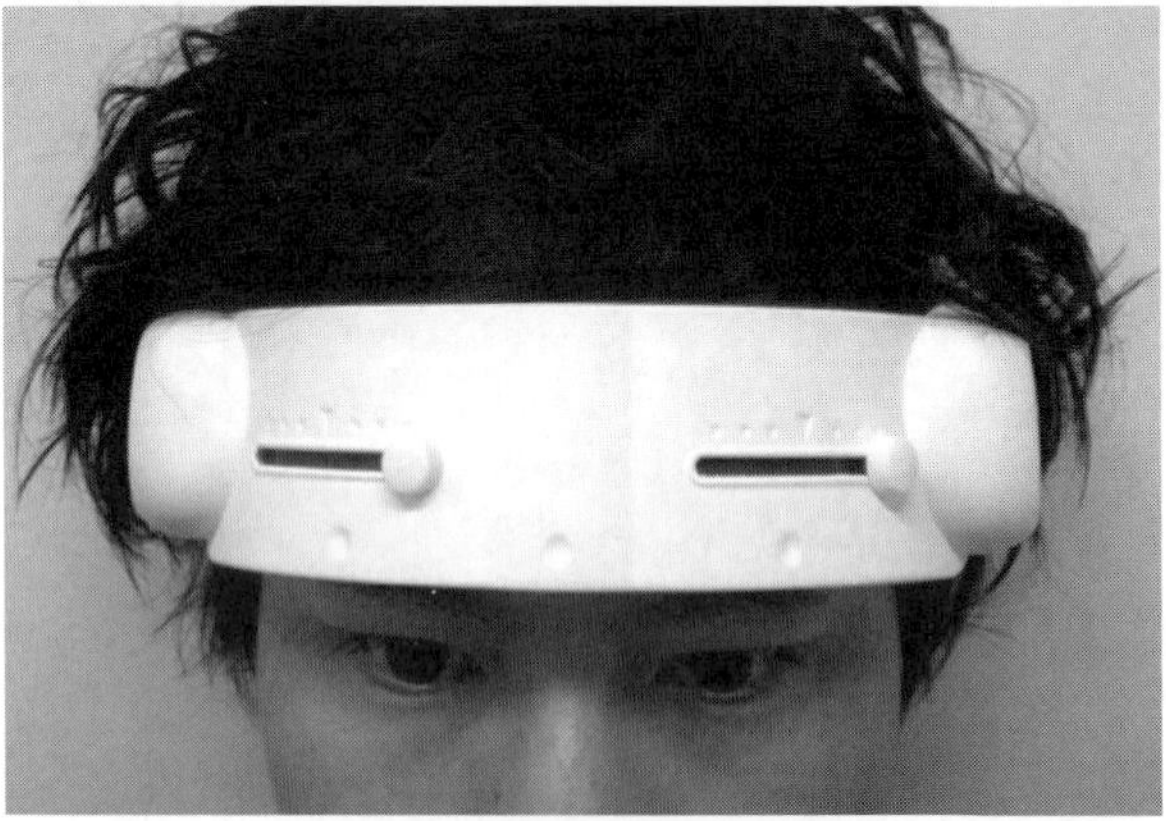

超小型NIRS
（HOT-1000　株式会社NeU）

うな、日常生活に近い状況における脳の活動を計測するのに適しているのです。

拘束が少ないとはいえ、ひと昔前のNIRSは大型のパソコンから光ファイバーを通して頭に被《かぶ》せた帽子とつなげるような、かなり大がかりな機器でした［図3－3・上］。東北大学加齢医学研究所では、さらに日常生活と近い環境で脳の活動を計測するため、小型で軽量なNIRSを新たに開発しました［図3－3・下］。

超小型NIRSは、重さが100グラム程度しかなく、装着していても大きな違和感はありません。計測した脳活動のデータはリアルタイムでパソコンやスマホへ無線で送信されます。バッテリーも内蔵されているため、完全にワイヤレスで邪魔なケーブルはありません。さらに、超小型NIRSを複数台使用することで、複数の人たちの脳活動を同時に計測することができるのです。

なぜ人混みの中でも足並みを揃えて歩けるのか？

私たちがこれまでに行なってきた、超小型NIRSを用いた脳活動の同期に関する研究結果をいくつかご紹介します。当時、私は大学院生として研究室に在籍しており、研究チームの一員として、実際に脳活動の計測を担当していました。

まずは、集団で同じ方向に歩く実験を行ないました[12]。

人口の集中している大都市圏では、街中で日常的に人混みが多く見られます。花火大会の帰り道には、駅まで大行列でなかなか進まないといったことがあります。集団で同じ方向に歩くとき、どのようなことに気をつけていますか?

前の人とぶつからないように、適度な距離を保とうとします。動きがつまらないように、前の人が歩く速さに合わせようとします。このように、ただ自分勝手に歩くのではなく、前の人の動きをよく見ながら合わせるように歩いていますよね。そこで私たちは、集団で同じ向きに歩くときには複数人の脳の活動が同期しているのではないかと考えました。

97人の大学生に協力いただき、24人または25人のグループを四つ作りました。グループごとに輪になって、同じ向きに歩いてもらいました【図3-4】。比較する条件として、歩かずにその場で足踏みをしてもらいました。

解析の結果、全員で同じ方向に歩いたときには、脳活動が同期することがわかりました。その場で足踏みをしたときには同期は起こりませんでした。やはり、人混みで周りの人と足並みを揃えて歩くように心掛けているときには、脳が同期しているのです。逆に、周り

［図3－4］集団で輪になって歩いているときの脳活動を計測

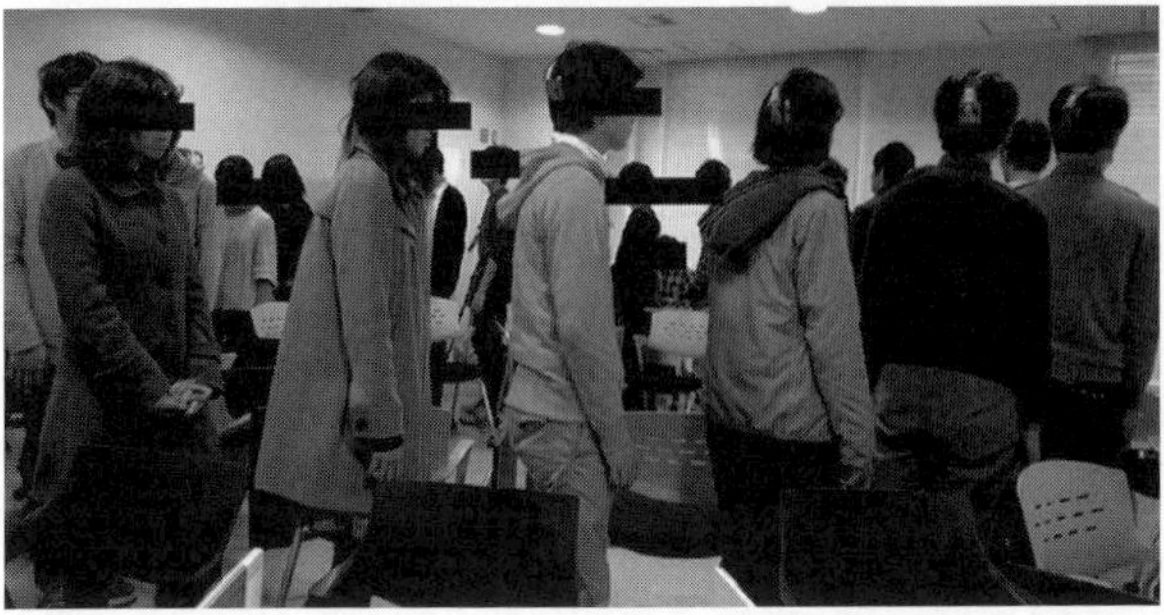

の人に気を遣わず、ぶつかりながら追い抜いていくような人は、残念ながら脳が同期していないのでしょう。このことからも、脳活動の同期が周りの人との協調性や思いやりと関係していることが推察されます。

次に、複数人で共同作業をする実験を行ないました。[13]

仕事で行きづまったとき、誰かに相談してみたら意外にすんなりと解決することがありますよね。ひとりであれこれと悩んでいても、なかなか前には進みません。グループで作業をすることによって、自分では思いつかなかったようなアイデアに触れることができます。1＋1が3にも4にもなるのが、共同作業の強みといえます。そこで私たちは、グループで共同作業をするときには、メンバーの脳活動が同期しているのではないかと考えました。

48人の大学生に協力いただき、4人のグループを12組

[図3－5] 集団でしりとりをしているときの脳活動を計測

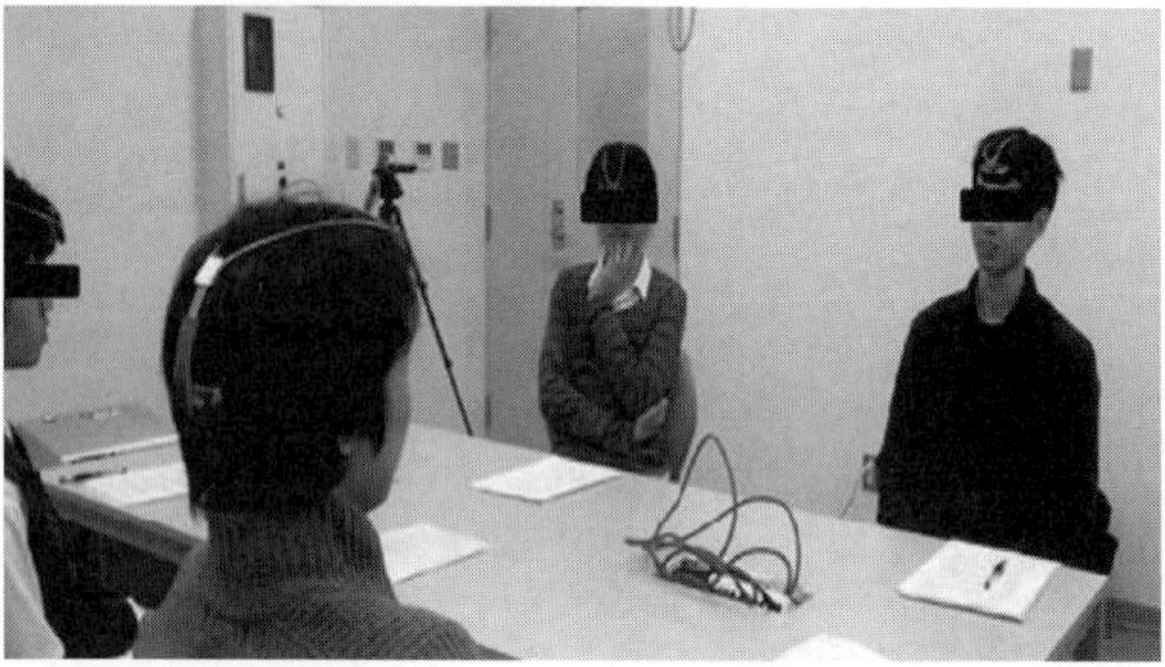

作りました。共同作業として、しりとりの課題を用いました。普通のしりとりだと大学生には簡単すぎるので、後ろの2文字を取るというルールにしました。例えば、「しりとり」→「とりかご」のようなルールです。共同作業の条件では、4人で思いつく限りしりとりを長く続けるようにお願いしました［図3－5］。比較する条件として、無言でそれぞれの頭の中だけでしりとりを続けてもらいました。

解析の結果、グループで協力してしりとりを続けた場合、グループの中で脳活動が同期することがわかりました。ひとりで頭の中でしりとりを続けた場合は同期が起こりませんでした。やはり、グループで一つの目標に向かって頑張っているときには、みんなの脳活動が同期しているのです。

会社の会議でひとりだけボーッと別のことを考えて

いたら、自分だけ周りと脳が同期していないことになります。もし脳活動を測りながら会議をしたら、真面目に考えずにサボっている人が一目でわかってしまいます。恐ろしい話ですね。

授業形式によって子どもの脳活動は変わる

将来的な教育への応用を目指して、実際に中学校までお邪魔して、授業中に子どもたちの脳活動を計測させてもらったこともあります。[14]

学校の授業では、教壇に立った先生が講義をして、座席に座った子どもたちがそれを聞くという方法で行なわれるのが一般的です。このような一方向的な講義に対して、グループで議論をしたり、調べ学習をしたりする主体的な学びをアクティブ・ラーニングといいます。アクティブ・ラーニングの方が、子どもたちは楽しく意欲的に学んでいるような気がしますよね。そこで私たちは、一般的な座学での授業よりも、アクティブ・ラーニングを取り入れた授業では、クラスの子どもたちの脳が同期しているのではないかと考えました。

[図3－6］中学校の授業中に脳活動を計測

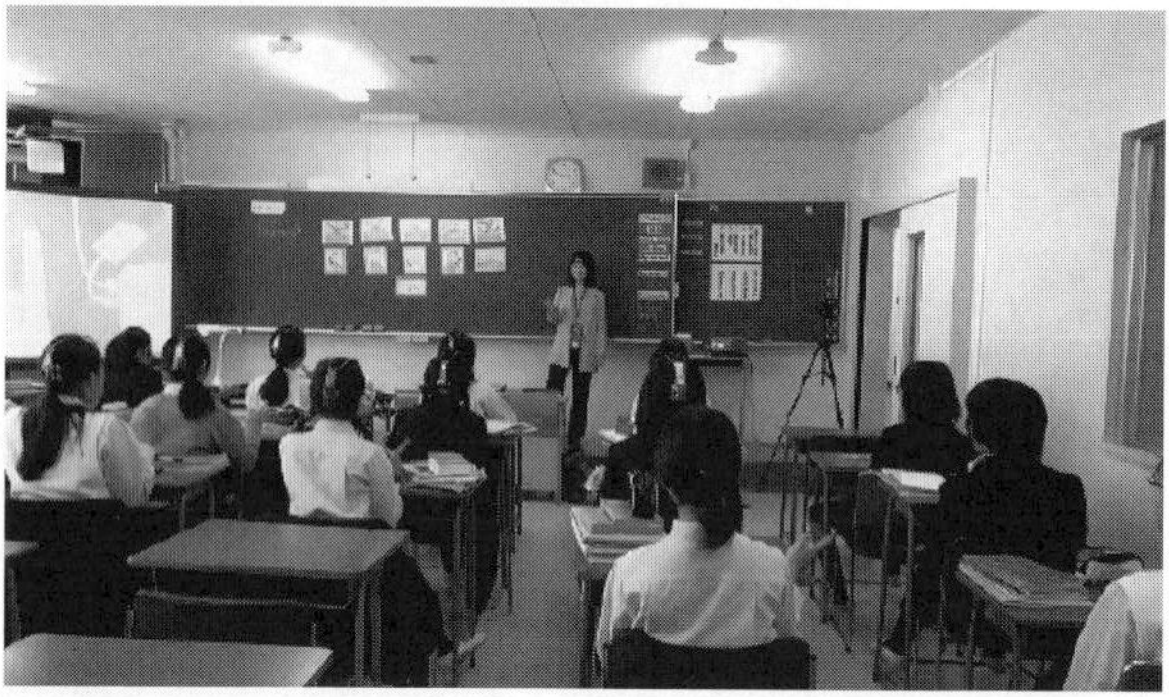

中学校1年生の2クラス、それぞれ15人、19人の子どもたちに協力いただきました。クラスごとにランダムに選ばれた9人、合計18人の子どもたちが、英語の授業で、みんなで体を動かしながら英語の歌を歌う活動を行なっているときの脳を計測しました［図3－6］。比較する条件として、紙の教材を使って一人ひとり別々に問題を解いているときの脳の活動を計測しました。

解析の結果、みんなで英語の歌を歌っているとき、子どもたちの脳活動が同期していることがわかりました。別々に問題を解いているときには、同期は見られませんでした。やはり、クラスで一体となって楽しく学んでいると、子どもたちの脳は同期しているのです。逆に、座学の授業を一方的に聞いているときには、脳は同期しませんので退屈に思えてくるのでしょう。アクティブ・ラーニングを取り入れた授業を行なうことで、子どもたちの脳が同期し、クラスの雰囲気が良くなったり、仲が深まったりする可能性があるといえるかもしれません。

このように、様々な日常生活の場面で、複数人の脳活動のゆらぎのリズムが揃って同期するという現象が起こっているのです。脳活動の同期は、集団で協力して同じ行動や作業をしているときに見られ、ひとりで黙々と作業しているときには見られませんでした。やはり、脳活動の同期と、私たちの抱く誰かと「つながっている」ような感覚には関係がありそうです。

次の章で詳しく検証していきます。

第4章

オンラインでは脳は「つながらない」

「ひとりでボーッとしている状態と変わらない」

第3章で述べたように、コロナ禍の影響で私たちのコミュニケーションの形式は大きく変化しました。オンライン・コミュニケーションの機会が多くなり、みなさんはどのように感じているでしょう。対面でのコミュニケーションが普通だった「旧・ノーマル」時代と比べて、人と人との物理的な距離は明らかに広がりました。物理的な距離の広がりと比例するように、心の距離まで離れつつあるような感覚を持ってはいませんか？

大学にいると、「オンライン授業が増えて家から出なくなった」「部活やサークルの活動が制限されてなかなか友達ができない」「飲み会もできないからつまらない」などの学生たちの声が聞こえてきます。私自身の大学生活を振り返ってみても、サークルや飲み会のない大学生活など考えられません。みなさんが漠然と感じている、寂しさ、物足りなさのようなものは、どうやら正しいもののようです。むしろ事態はもっと深刻なものかもしれません。

もったいぶらずに、先に結論から述べます。

私たちが行なった緊急実験の結果、オンライン・コミュニケーションでは、「心と心がつながらない」「コミュニケーションになっていない」「ひとりでボーッとしている状態と変わらない」という衝撃的な事実が明らかとなったのです。

いかにして私たちがこのような結論に至ったのか、詳しくご説明します。


2017年7月、川島隆太教授から1件のメールが入りました。

「実験の主担当をお願いします」

添付されていた資料を確認したところ、脳活動の同期とコミュニケーションの質の関係を明らかにする研究の計画書でした。前述のように、大学院生のころから私は脳活動の同期現象を計測する研究チームの一員として、脳活動の計測を担当していました。2013年、研究室への配属時は修士課程の下っ端だった私も博士課程の3年生になっていました。実験を取り仕切る順番が回ってきたのです。

当時の私は、12月にオーストラリアのシドニー大学への研究留学を控えていました。さらに、留学から帰国後は博士号の学位審査が待ち受けているという状況でした。いまの自分の能力や過密なスケジュールなど大きな研究プロジェクトを仕切ることができるのか、不安な気持ちもありました。

「ぜひ担当させていただきたく存じます」

すぐに承諾の返事をしました。脳の研究から、負荷をかけることで成長できることを知っています。教授からの期待に応えたい気持ちもありました。何より研究の内容が面白く、純粋に「やってみたい！」と思ったのです。こうして、留学、学位審査、実験の主担当の3足のわらじ生活が幕を開けました。

まずは留学中にできることとして、どのような実験を組むのか検討を始めました。私たちがこれまでに行なってきた研究の中では、英語の授業やグループで共同作業をしているときの脳活動を計測したことがありました。

これまで世界中で行なわれてきたコミュニケーションに関する研究を調べてみると、話し合って問題を解決したり、協力して作業をしたりするといった、何か目的や方向性を持ったコミュニケーション場面を設定している研究がほとんどでした。グループの創造性や生産性を高めたいという、経営学やビジネスの分野での需要があるからでしょう。

今回の実験を企画する上で、私たちはできるだけ自然なコミュニケーション場面を切り取りたいと考えました。では、「自然な」とは具体的にどのような場面が想定されるでしようか？　それは、日常生活の中で自然発生的に行なわれている「雑談」ではないかと考えました。

雑談は、話し合いや共同作業のように何か明示的な目標を持って行なわれているわけではありません。コミュニケーションそのものを楽しんだり、仲良くなって関係を深めたりすることが目的といえるかもしれません。そのため、人と人との共感や共鳴のようなものと、脳活動の同期との関係を調べるには適しているのではないかと考えました。そこで、私たちが日常的に行なっている雑談を、今回の実験におけるコミュニケーション場面として設定することにしました。

「誰と」で変わるコミュニケーションの質

次に、コミュニケーションの「質」を実験的に操作するにはどうしたらいいのかを考えました。日常生活の中で行なわれている雑談では、会話が盛り上がったり、逆に沈黙の時間が続いてしまったりする状況が自然に発生します。しかし、実験として成立させるためには、限られた計測時間の中でこのような会話の盛り上がりを制御する必要がありました。

会話の盛り上がりに影響を与える要素には、何があるでしょうか？　最初に思いつくのは、グループの関係性や個人間の相性のようなものです。「何をするかより誰とするか」「どこに行くかより誰と行くか」といった意見をお持ちの方も多いかと思います。グループを作ってコミュニケーションをしてもらう上で、グループの仲の良さ、関係性を制御する必要がありました。そこで今回の研究では、それまで一度も話したことのない完全に初対面の人たちでグループを作ることにしました。

理由は二つあります。一つはグループごとに仲の良さのばらつきがなくなるからです。友人といっても、人によって仲の良さは様々です。親友と呼べるほど心を通わせた仲の友人もいれば、たまに話すクラスメイトくらいの仲の友人もいます。全員を初対面にしてしまえば、このような仲の良さのばらつきをなくすことができます。

もう一つの理由は、友人同士では会話が盛り上がりすぎてしまう恐れがあったからです。今回の実験では、会話が盛り上がっているときには脳活動が同期していて、いまいち盛り上がりに欠けるときには脳活動が同期していない、という仮説をおいていました。そのため、実験の中で会話が盛り上がっている時間と、いまいち盛り上がっていない時間が、できれば半分ずつぐらいで続いてもらう必要がありました。

仲の良い友人グループで参加してもらった場合、会話が盛り上がりすぎて、実験中ずっと盛り上がり状態の脳活動しかとれなくなってしまう可能性が考えられます。それでは今回の研究の目的が達成されません。一方、全員を初対面としてしまえば、適度に会話の盛り上がりのばらつきが生じると期待されます。

また、同性が相手か、異性が相手かでは、その性質が大きく異なることが予想されます。恋愛感情というのも非常に興味深い研究テーマではあります。しかし、今回の研究では、まずは話を単純にするために、同性のみのグループを作ることにしました。脳活動の同期と恋愛感情に関する研究は、今後の研究でより詳しく調べていきたいと考えています。

年齢の違いも、コミュニケーションの質に大きな影響を与えると考えられます。ジェネレーション・ギャップという言葉があるように、年齢が離れているほど社会的な立場や状況の違いから、共通の話題が少なかったりします。そのため、今回の研究では同年代の人たち、具体的には大学生を対象として実験を行なうことにしました。グループを作る上で、なるべく同学年の人を集めました。異なる世代間の交流についても重要な研究テーマとなりますので、こちらも今後の宿題とさせてください。

以上の理由から、グループの構成は、①初対面、②同性、③同年代（大学生）の5人組とすることにしました。

老若男女を問わず盛り上がる話題とは？

次に会話の盛り上がりに影響を与える要素として、話題が考えられます。日常生活における雑談では、最初に話を始める人が何か話題を振って、ある程度その話題について会話が続いていくということが多いかと思います。どんな話題を取り上げるかで、会話の盛り上がりは大きく左右されます。

会話が盛り上がる話題とはどんなものがあるでしょう。実は、面白い話題を取り上げれば、絶対に会話が盛り上がるというわけではありません。そもそも話題の「面白さ」というのは人によって異なるからです。

例えば、『ONE　PIECE』という世界中でおよそ5億部を売り上げる少年マンガがあります。これだけの人々が読むということは、面白いマンガであることは間違いないといえるでしょう。

仮に初対面の人がONE　PIECEのマンガを読んだことがある場合、「ONE　P

ＩＥＣＥ読んでいますか？」「はい、今回の展開、熱かったですよね！　続きが気になります」というように会話が盛り上がっていくでしょう。しかし、もし読んでいなかった場合、「読んだことありません、マンガとか詳しくなくてごめんなさい……」と、会話が盛り上がらず終わってしまう可能性もあります。このように、話題の面白さよりも、お互いに共通した知識と興味を持っていることの方が重要なのです。

そこで私たちは、大学生が興味を持ちそうな話題を手当たり次第にかき集め、73個の話題候補リストを作成しました。実験を始める前に、被験者の方にリストを見せてそれぞれの項目に対する興味を5段階（1：全く興味がない／2：やや興味がない／3：どちらともいえない／4：やや興味がある／5：とても興味がある）で評価してもらいました。

この点数を集計し、グループの中で共通して点数の高かった上位三つの項目を「興味のある話題」、点数が低かった下位三つの項目を「興味のない話題」として実験に使用しました。ただし、平均の点数が高くても、例えば5人の点数が「5・4・5・5・1」のようにひとりだけ偏った点数をつけていた話題は除外しました。ひとりだけ会話についていけず、仲間はずれのような状態になってしまうからです。

このようにして、今回の研究では話題への興味の高さによって、会話の盛り上がりを実験的に制御することにしました。

実際に実験で使用された話題をご紹介します。性別や年齢によって興味が違っていて、この結果だけでも面白いデータが取れたといえます。

まず、性別や年齢と関係なしに全体の興味が高かった話題は「旅行」でした。この結果から、旅行は幅広い人にとって共通の「盛り上がる」話題であるといえます。今回は大学生のみを対象とした回答ではありますが、おそらく大人や高齢者を対象とした調査をしても、旅行は上位に評価されるのではないでしょうか。旅行は、老若男女問わず楽しめる趣味です。もし初対面の人との会話の話題に困ったら、旅行の話題を振ってみることをおすすめします。高い確率で相手も興味を持っているはずなので、会話が盛り上がる可能性が高いといえます。

逆に、性別や年齢を問わず共通して興味がないと評価された話題は、「サーフィン」でした。これは、対象を東北大学の学生とした影響もあるかもしれません。私自身、東北大学に通っていた学生時代を思い返してみても、周りにサーフィンをしているような「イケてる」学生はひとりもいませんでした。仮に別の大学で調査をしていたら、異なる結果が得られたかもしれません。

次に、男女によって興味の高さに差が見られた話題を見てみましょう。

まず、男性でのみ興味が高いと評価された話題は、「パソコン」「音楽鑑賞」「アニメ」などがありました。たしかに、パソコンなどの機械類は男性の方が詳しいようなイメージがありますよね。

実験中に学生さんたちの会話を聞いていて、個人的に印象に残っている話題は「音楽鑑賞」「アニメ」です。実は、いずれも実験前の評価の高い「興味あり」話題として採用したのですが、他に比べて少しだけ盛り上がりに欠けていました。

その理由は、好きな音楽のジャンルやアニメの作品にばらつきがあったからです。音楽やアニメというカテゴリーでは興味のある人同士でも、好きなジャンルや見ている作品が違っていたら、共通の話題とはなりにくいのです。実際の生活でも、例えば好きな音楽のジャンルがあまりにもかけ離れていたら、「この人とは趣味が合わないな」と感じてしまうこともありますよね。音楽やアニメなどの幅広いジャンルのある話題は、趣味が合えば盛り上がりますが、合わなければ逆に盛り上がりに欠けてしまうという諸刃《もろは》の剣なのです。

そのため、初対面の人と話すときには、相手がどんな趣味趣向を持っているのか慎重に探りを入れながら、自分と共通点があれば話題として深掘りしていくというように注意する必要があるでしょう。

続いて、女性でのみ興味が高いと評価された話題は、「ファッション」「スイーツ」「料理」などがありました。何となく女性が話しているようなイメージのある話題が順当に高い評価を集めていました。会話の内容は、「どこどこのお店の、このスイーツが美味しかった」「普段はこういうお店で服を買っている」といった感じの、情報を共有するような内容が多く見られた印象がありました。今後、会話の内容や傾向について分析してみても面白い結果が得られるのではないかと考えています。

男女それぞれで興味がないと評価された話題には、男性は「ダンス」「ダイエット」、女性は「プラモデル」などがありました。何とかこれまでの経験や知識から、話題と関連する記憶を絞り出して話しているような印象を受けました。特に、女性の「プラモデル」はかなり苦戦していました。兄弟や恋人の男性が作っているのを見たときのことなどを振返りながら、何とか会話を成立させるように頑張っていました。

最後に、あるグループでは「興味あり」でも別のグループでは「興味なし」と、評価が極端に分かれた唯一の話題が「就職活動」でした。「就職活動」を「興味あり」の話題と評価したグループは、大学院の修士課程の学生さんを中心としたグループでした。まさに就職活動のまっただ中である2年生と、来年に控える1年生で、就職活動への興味が高い状態であったといえます。私自身の実体験としても、修士課程の2年生のころ、同級生で集まると就職活動の話で持ち切りでした。私のように博士課程に進学する学生はごく少数で、話題に入れず寂しい思いをしたことを思い出します。

一方で、「就職活動」を「興味なし」の話題と評価したのは、工学部の3年生と4年生のグループでした。「大学の3・4年生も就職活動に関心が高いのでは？」と思われたかもしれません。実は、東北大学の工学部の学生さんは、ほとんどが修士課程へと進学するのです。そのため、彼らにとって就職活動はまだまだ先のことなのです。

私が実験者として学生さんたちの会話を聞いていただけでも、話題への興味の高さによって明らかにコミュニケーションの「質」が違うような印象を抱きました。しかし、私の主観的な「印象」は、科学的なデータとはいえません。今回の研究では、コミュニケーションの「質」を2種類のアンケート調査によって定量化しました。

一つ目は会話の満足度です。直前の会話について、どれだけ満足していたかを8段階（1：全く当てはまらない～8：非常に当てはまる）で回答してもらいました。質問項目は次の三つです。

「協力的に会話が進んだ」
「会話はしにくいものであった」
「相互に興味を持って会話ができた」

2番目の質問は逆転項目といって、点数を逆（1を8、8を1）にして集計するものです。三つの項目の点数を合計したものを、会話の満足度を表す指標として解析に用いました。点数が高いほど会話に満足していた、点数が低いほど会話に不満があったと解釈できます。

二つ目はグループの雰囲気です。直前の会話中のグループの雰囲気について、それぞれ8段階で回答してもらいました。質問項目は次の10項目です。

1：友好的～8：非友好的
1：受容的～8：拒絶的
1：満足させる～8：挫折させる

1：熱烈な～8：熱のない
1：生産的～8：非生産的
1：暖かい～8：冷たい
1：協力的～8：非協力的
1：支持的～8：敵対的
1：面白い～8：退屈な
1：成功する～8：成功しない

10項目の点数を合計したものを、グループの雰囲気を表す指標として、解析に用いました。点数が高いほどグループの雰囲気が悪く、点数が低いほど雰囲気が良かったと解釈できます。

2019年に始まった実験が予期せぬ方向へ

これでようやく、実験に必要な材料がすべて揃いました。

留学から帰国後、まず研究室のミーティングで研究計画についてプレゼンテーションをして、川島教授から了承をもらいました。

続いて、東北大学大学院医学系研究科倫理委員会へ研究計画書を送り、審査を申請しました。人を対象とした研究を行なうときには、倫理委員会の審査を受けて、実験が安全なもので人体に害を及ぼすことがないと承認を得る必要があるのです。その後、無事に審査を終え、承認を得ることができました。

こうして、2019年2月、記念すべき実験初日を迎えました。

実験室の準備を始めます。会話をするときの物理的な距離の違いも、コミュニケーションの質に影響を与える可能性が考えられます。協力いただく学生さんは5人1組。お互いの間隔が等しくなるように椅子を並べるためには、正五角形の頂点の位置に座ってもらう必要があります。実験室の床に養生テープを貼って、1辺120センチメートルの正五角形を描きました。頂点の位置に椅子の足を合わせて完成です。後輩からは、「床に魔法陣でも書いて、何か召喚するつもりですか?」とからかわれました。

私は、脳活動を計測するというのは、極めて繊細な作業であると考えています。わずかな脳活動の変化をとらえ、条件の間で比べます。可能な限りノイズを減らすことが、きれいな結果、すなわち信頼できる結果を得ることにつながります。そのため、私が実験を行なうときには、１秒、１ミリメートルのズレさえも妥協しないことを徹底しています。「神は細部に宿る」のです。

ここで改めて実験の概要についてまとめます。

- 被験者は東北大学の学生15人。初対面の同性５人を１グループとして、計３グループ
- １２０センチメートル間隔で円状に並べた椅子に着席し、グループで会話【図4−1】
- １回５分間の会話を計６回。毎回、異なる話題を指定し、与えられた話題について自由に会話。話題は事前アンケートから、グループの中で共通して興味が高かった話題と、興味が低かった話題を三つずつ指定
- 会話中の５人の脳活動を、超小型ＮＩＲＳを用いて同時に計測。前頭前野の内側に固定したセンサーで計測した信号を記録し、参加者の間での脳活動の同期を解析

それでは解析の結果を一つずつ見ていきましょう。

まずは、今回の実験で操作した話題への興味の高さによって、コミュニケーションの質

[図4−1] 対面での会話の様子

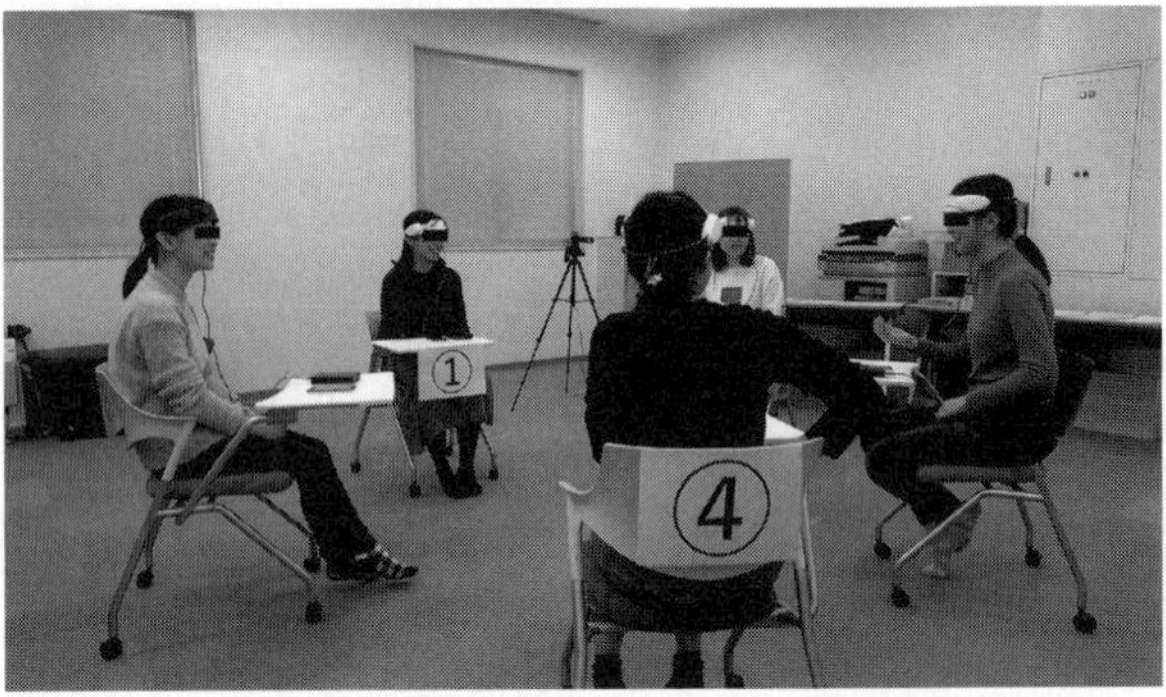

が狙い通りに変えられたのを確かめました。

[図4−2] は会話の満足度についての結果です。共通して興味のある話題について会話をしているとき（黒色の棒）の方が、興味のない話題のとき（灰色の棒）よりも、高い満足感を覚えていることがわかりました。

グループの雰囲気についての結果も同様に解析してみました [図4−3]。グループの雰囲気についてのアンケートは、点数が高いほど雰囲気が悪く、低いほど雰囲気が良いという解釈となるのでご注意ください。興味のある話題について会話しているとき（黒色の棒）の方が、興味のない話題について会話をしているとき（灰色の棒）よりも、グループの雰囲気が良いと感じていることがわかりました。

この二つの結果から、私たちの狙い通り、会話の

［図４－２］話題への興味と会話の満足度の関係

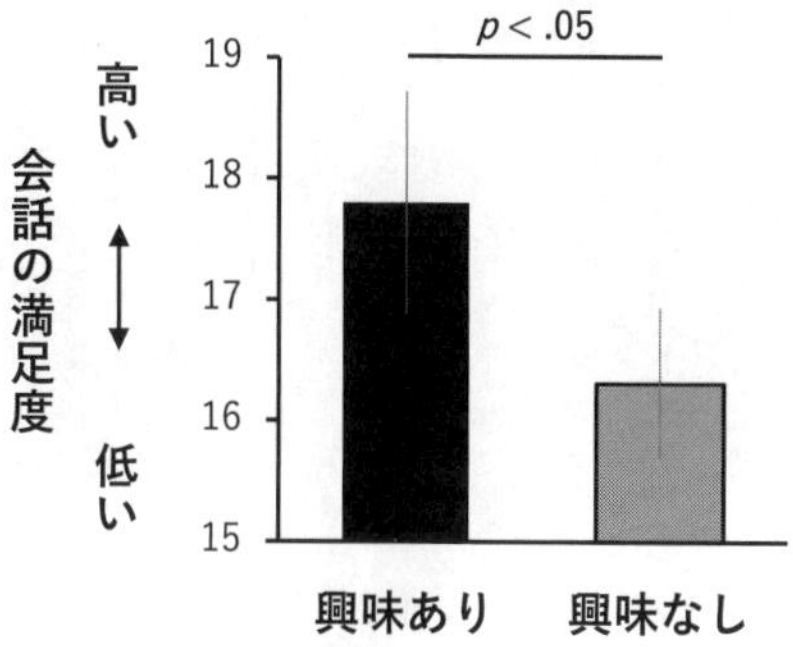

［図４－３］話題への興味とグループの雰囲気の関係

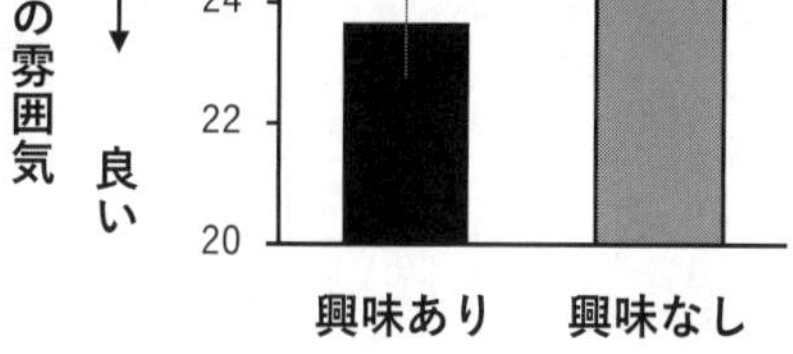

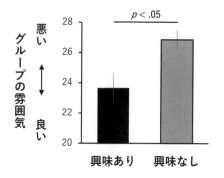

話題への興味の度合いを変えることによって、コミュニケーションの質が操作できていたことが確かめられました。

続いて、脳活動の同期についての結果を見ていきましょう。

詳しい解析の方法については複雑なので説明を省きますが、脳活動の同期は周期ごとに分析します。周期とは、波が上がって下がってまた元の場所まで上がるまでの時間を指します。例えば、脳活動が10秒の周期で同期していたとしたら、10秒間で上がって下がってまた上がるという脳活動の波が2人の間で揃っていた、と解釈することができます。

【図4―4】の上の線グラフは、縦軸が脳活動の同期の程度を表しています。数値が大きいほど、脳活動が同期しているといえます。横軸は周期を表しています。短い周期の脳活動変化は、呼吸や心拍などのノイズの影響を受けやすいといわれています。特に10秒～100秒あたりの周期が、コミュニケーションなどによって引き起こされる脳活動の同期を反映しているのではないかといわれています。

黒色の線がグループで会話をしているときの脳活動、灰色の線が何もせずにボーッと安静にしているときの脳活動の同期を表しています。黒色の線と灰色の線の高さを比べてみると、黒色の線の方が上側にありますよね。つまり、グループで会話をしているときの方

[図4－4] 話題への興味と脳活動の同期の関係

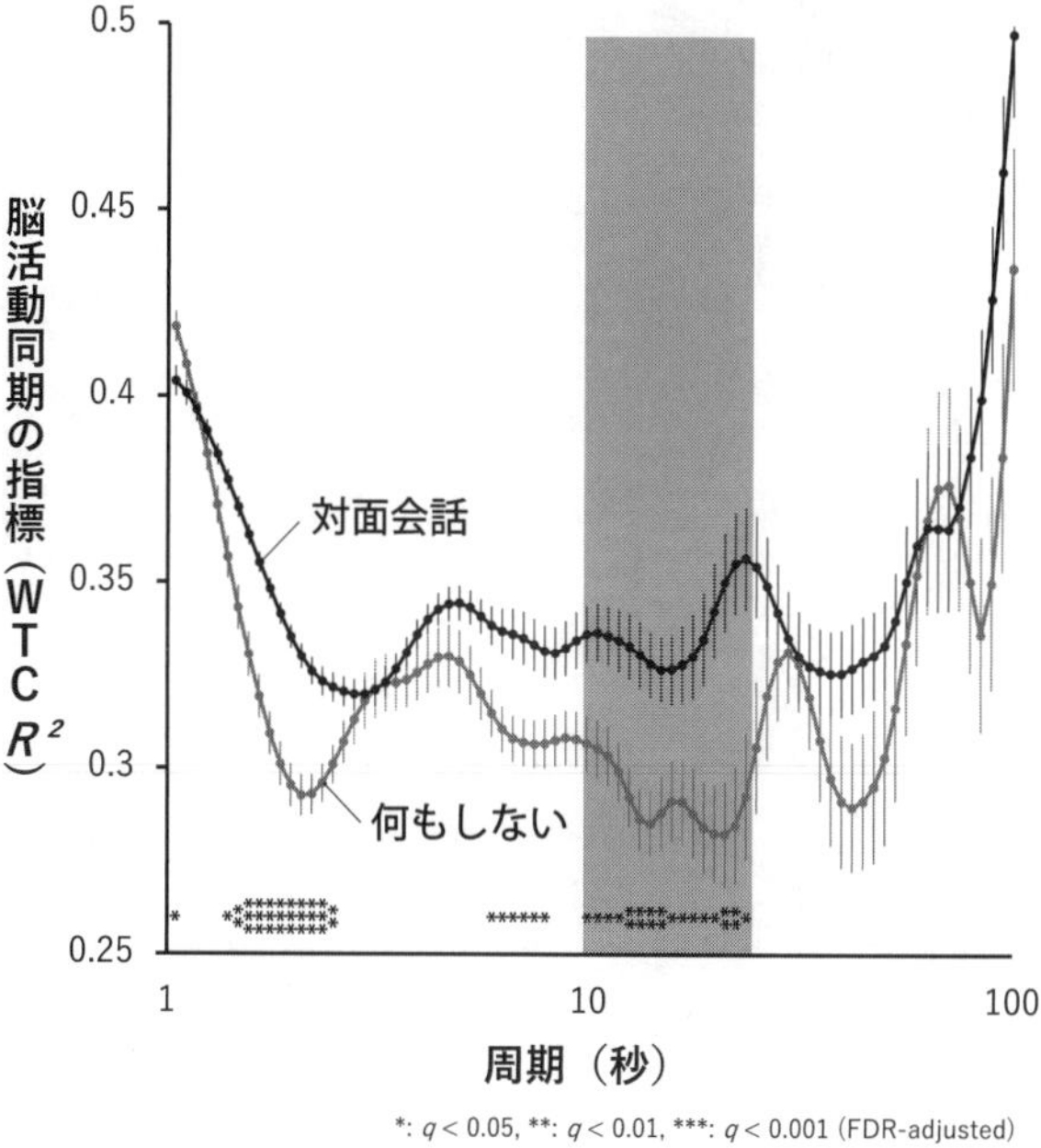

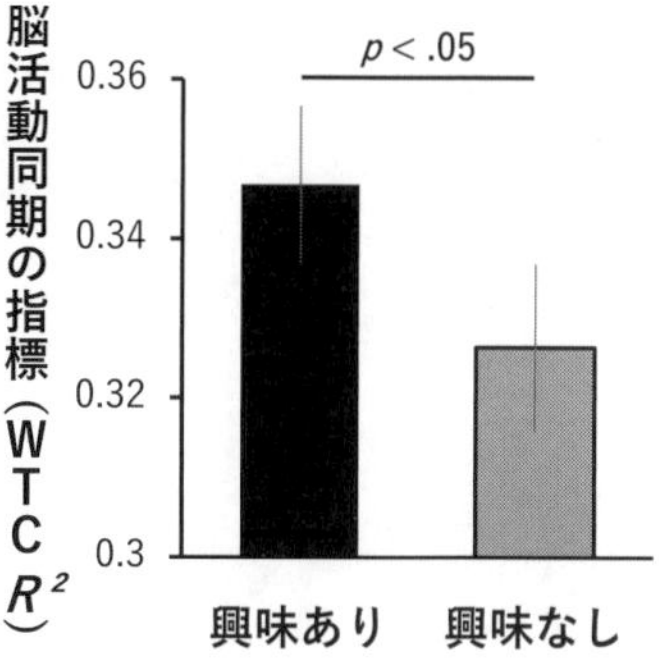

が、何もせずにボーッとしているときよりも脳活動が同期しているといえます。

グラフの横軸の上あたりにアスタリスク（＊）をつけてあります。このマークがついている周期で、統計的に意味があるほどの顕著な差が見られたことを表しています。網掛けで塗りつぶしてある範囲が、9・9〜23・6秒の周期で、コミュニケーションによる脳活動の同期を表しているのではないかと考えられます。

この網掛けの範囲の中で、興味のある話題について話しているときと、興味のない話題について話しているときの脳活動の同期の程度を比べてみました【図4−4・下】。興味のある話題のとき（黒色の棒）の方が、興味のない話題のとき（灰色の棒）よりも脳活動が同期していることがわかりました。

ちなみに、コミュニケーションの「量」についても確認してあります。今回の実験では、発話の量を揃えるために、「なるべく沈黙の時間が続かないように会話をしてください」と実験の前に指示をしました。私が実験者として見ていた限り、5分間の会話の中で、沈黙の状態が起こったことはほとんどありませんでした。

念のため、ビデオカメラで撮影した会話の様子を観察し、全員の発言を一言も漏らさず文字に起こしてみました。そこから、発話の数と、発話の長さを計算しました。解析の結果、話題への興味によって、発話の量は変わらなかったという結果が得られました。つまり、単純に発話の量が増えたから、脳活動の同期の程度が高くなった、というわけではないのです。

今回の実験の結果から、みんなが共通して興味がある話題について話しているときには、会話の満足度が高く、グループの雰囲気が良く感じられており、グループの脳活動のリズムが揃っているということが明らかとなりました。やはり、脳活動の同期という現象は、コミュニケーションの「質」と関係していて、人と人との共感や共鳴といったものを反映しているのではないかと考えられます。

ここまでの結果が得られたのが、２０２０年2月のことでした。

2カ月後の4月7日、最初の緊急事態宣言が発出されました。東京、大阪、福岡などの都市部から始まり、16日には区域が全国へと拡大されました。東北大学加齢医学研究所では、4月9日から5月18日まで在宅勤務の指示が出ました。

「オンラインでは何かが足りない」から浮かんだ仮説

私たちの研究室では、人を対象とした脳活動を計測する実験をしている研究者がほとんどです。在宅勤務では一切の実験ができません。特に、私が行なっていた集団でコミュニケーションをしてもらうような実験は、絶対に許されないような状況となってしまいました。実験の様子【図4−1】からおわかりいただけると思います。この写真は2019年3月に撮影したものです。120センチメートルという近い距離で、マスクを着用せずにグループで会話をしています。

写真を見た瞬間、少し違和感を覚えませんか？　コロナ禍以前には当たり前であったこの光景が、いまではおかしな状況に見えるようになってしまいました。人と話すときにはマスクを着けることが、感染対策として、さらには社会的なマナーとして、完全に定着してしまいました。2022年現在でも、この写真と全く同じ条件で実験をすることはまだできない状況です。当初の計画では、合計30人のデータを集める予定でした。この時点であと半分、15人のデータを集めることができなくなってしまったのです。

在宅勤務が始まったのをきっかけに、毎週月曜日に行なわれている研究室の全体ミーティングが対面からオンラインへと切り替わりました。2022年現在もまだ、オンライン会議の文化は続いています。オンライン会議へ参加するようになってから、以前の対面でのものとは明らかに雰囲気が異なるように思えました。

大学院生のころ、研究室のミーティングで発表することは一大イベントでした。何度も繰り返し発表練習をして準備を重ね、気合を入れて本番に臨んでいました。私は人前に立って話すことは得意な方なのですが、それでも発表の際には緊張感がありました。とある後輩の男の子は、緊張を紛らわすためにお酒を飲んで発表をしていたという噂《うわさ》が流れたことがあるほどでした。川島教授をはじめとする優秀な先生方から鋭いご指摘をいただける貴重な機会として、私たち若手の研究者にとっては大変ありがたい場でした。

しかし、いま研究室に所属している学生さんたちは、そんなヒリヒリとした刺激的な対面での研究室のミーティングを経験していません。自分の考えた研究のアイデアをまとめてプレゼンをする、対面でもオンラインでもやることは変わりません。もちろん、「機能的」には、現在のオンライン会議でも問題なく成立しています。にもかかわらず、何となく対面とオンラインでは、ミーティングにおけるコミュニケーションの「質」が異なるような気がしていました。

対面でのコミュニケーションをさせる実験ができなくなってしまった状況で、いまの自分にできることはないかと考えを巡らせました。在宅勤務とオンライン会議を経験し、明らかにコミュニケーションの形態が急速に変わりゆく実感がありました。同じことをしているのにもかかわらず、「対面とオンラインでは何かが違う」「オンラインでは何かが足りない」――そんな漠然とした、もやもやとしたものを感じていました。

「もしかしたら、オンライン・コミュニケーションでは脳が同期していないのでは？」

これまで行なってきた脳活動の同期に関する研究の経験から、そんな一つの仮説が浮かび上がりました。

対面コミュニケーションの実験はできなくても、ビデオ通話を用いたオンライン・コミュニケーションの実験であれば、感染対策に配慮しつつ何とか実施できます。

「いまの自分がやるべきこと」がハッキリと見えた瞬間でした。オンラインに対する私の漠然としたもやもやは、おそらく世界中で多くの人が同じように感じているものではないかと思いました。コロナ禍をきっかけに、急速に進むオンライン化が脳にどのような影響を与えるのか、社会的に関心の高い研究テーマであると考えられました。

［図４－５］オンライン会話の様子

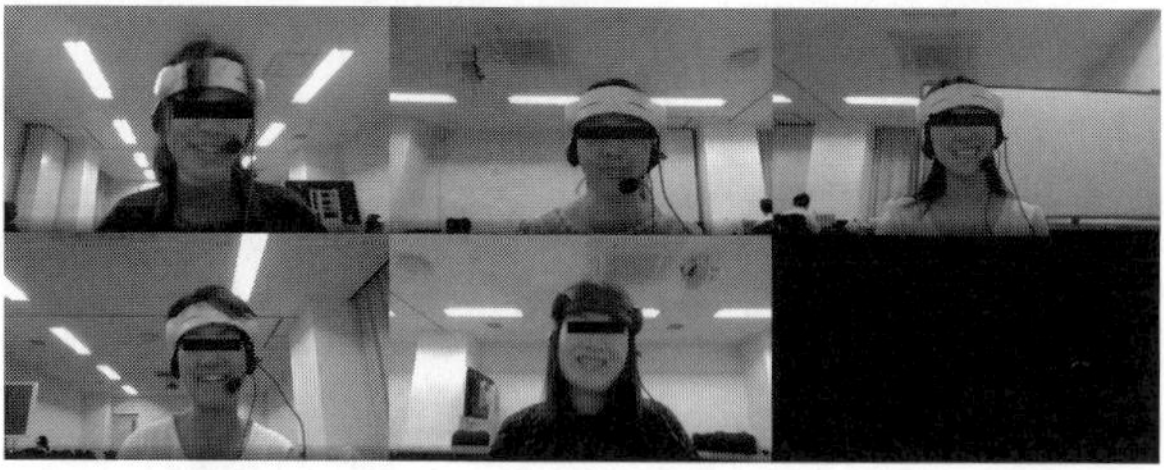

２０２０年６月、皮肉にもオンラインで開催された研究室のミーティングで、研究のアイデアをプレゼンしました。

「すぐに取り掛かりなさい」

教授から実験実施の了承が得られました。

こうして、脳活動の同期とコミュニケーションの質の関係を明らかにする研究プロジェクトは、予期せぬ方向へと発展を遂げたのです。

実験の全体的な流れは、対面で行なったものと同じです。学生さんにご協力いただき、同性で初対面の5人を1グループとして、3グループを作りました。指定した話題について5分間、自由に会話をしてもらいました。ただし、オンライン・コミュニケーションの条件では、パーティションで区切られたデスクを用意し別々の方向を見て座っていただき、ビデオ通話で会話（以下、オンライン会話）をしてもらいました。実際の実験の様子がこちらです［図４－５］。

果たして、オンラインでも、対面と同じように脳活動の同期は見られるのでしょうか？

早速、結果を見てみましょう。

【図4-6】は、黒色の線がオンライン会話をしているときの脳活動、灰色の線が何もせずにボーッと安静にしているときの脳活動の同期を表しています。黒色の線と灰色の線の高さを比べてみると、ほとんど変わらないことがわかります。統計的に意味のある差を示すアスタリスク（＊）も、コミュニケーションとは関係がないと思われる短い周期（1・8～2・2秒）の範囲に少しだけしかついていません。特に、対面での会話の結果【図4-4】で差が見られた10～20秒程度の周期の範囲に注目してみると、ほとんど差がないことがわかります。

この結果から、オンラインでは、脳活動が同期していないことがわかりました。驚くべきことに、オンライン会話をしているときの脳は、ひとりでボーッとしながら何も考えていないときと同じ状態だったのです。すなわち、オンライン会話は、脳にとっては正常なコミュニケーションになっていないといえます。

次の【図4-7】は、黒色の線が対面での会話時、灰色の線がオンライン会話時、それぞれの脳活動の同期を表しています。黒色の線と灰色の線の高さを比べてみると、黒い線の

［図４－６］オンライン会話と脳活動の同期の関係

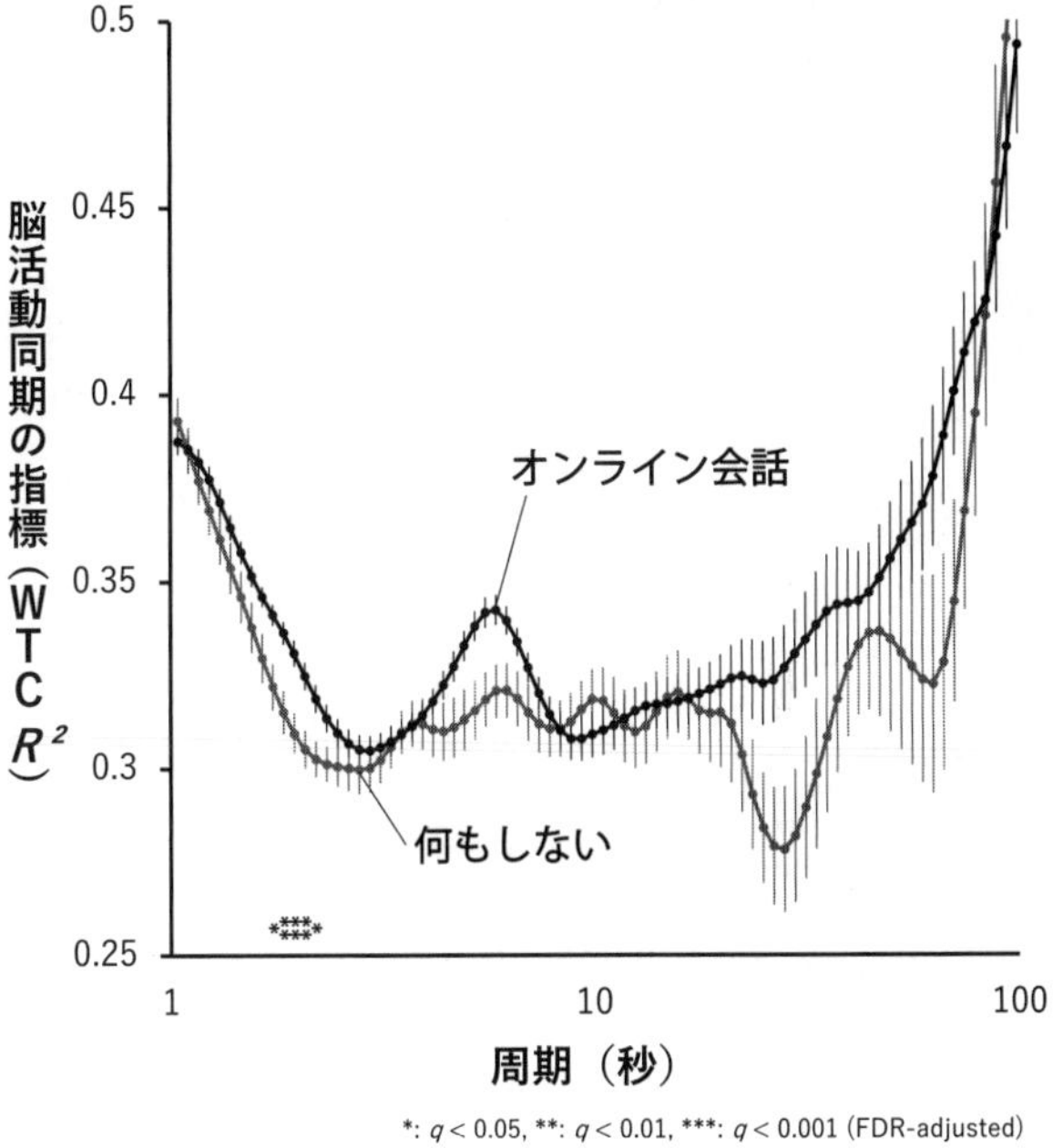

［図４－７］対面での会話とオンライン会話の脳活動の同期の比較

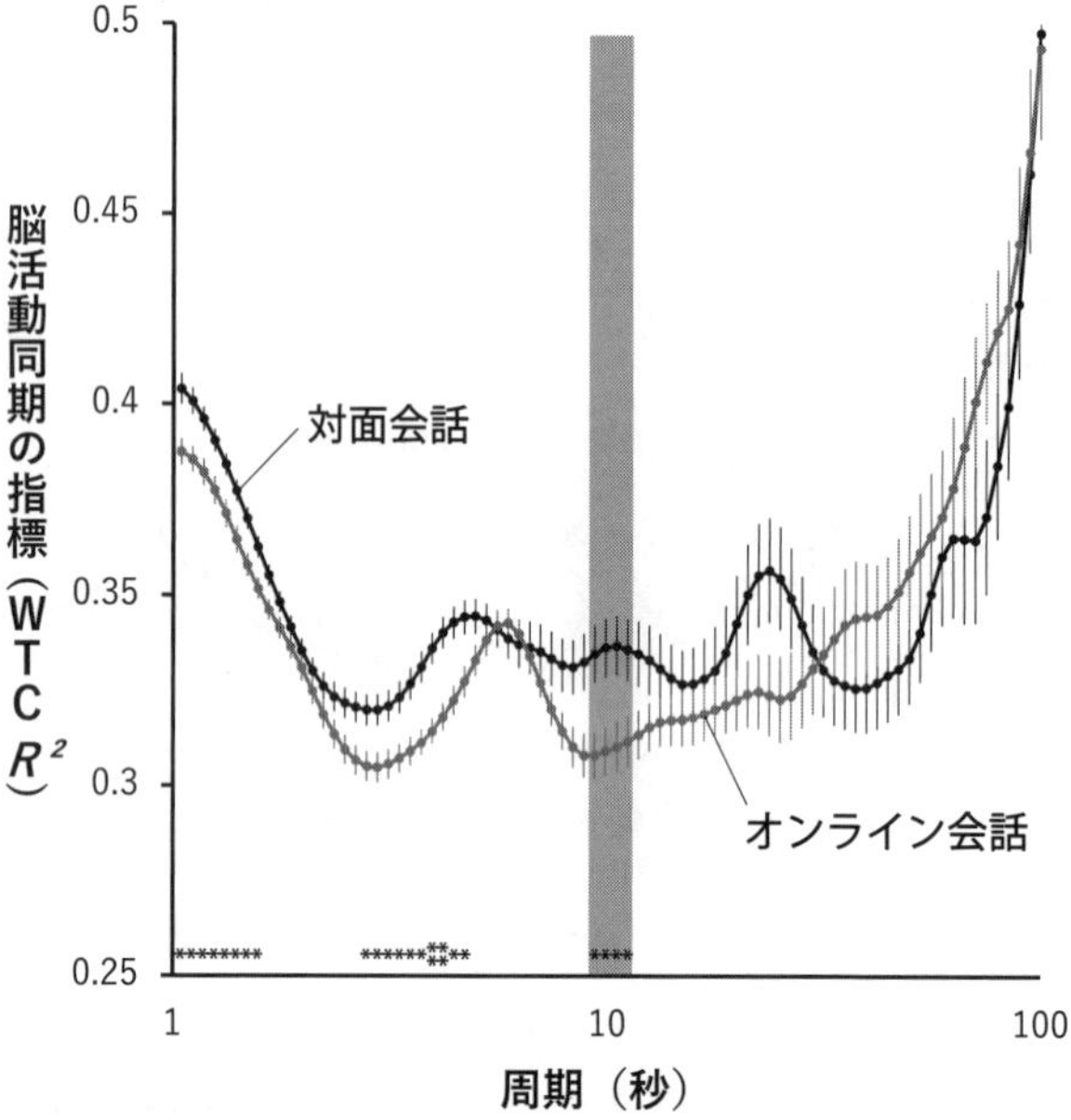

*: $q < 0.05$, **: $q < 0.01$, ***: $q < 0.001$ (FDR-adjusted)

方が上側にあります。特に、網掛けで塗りつぶした周期の範囲（8・8〜10・5秒）が会話による脳活動の同期の差を表しているのではないかと考えられます。

この結果から、対面で会話をした場合と比べてみても、やはりオンラインでは脳活動が同期していないことがわかりました。やっていることは対面もオンラインも全く同じです。にもかかわらず、脳活動の同期には明らかな違いが見られました。オンライン会話でも、対面での会話と同じように、情報を伝えることはできます。しかし、相手と心と心が通じ合ったり、誰かと「つながっている」ような感覚が得られたりすることはないのです。

正直に申し上げると、実際に実験を行なった私でも、この結果は想定外のものでした。私の仮説は、「対面での会話と比べて、オンライン会話の方が脳活動の同期の程度が低い」というものでした。ビデオ通話を使用しているとはいえ、人と人とがお互いに顔を見ながら話すというのは対面と同じです。画面越しだろうが、誰かと話せば少なからず脳活動は同期するだろうと考えていました。

しかし、実験の結果を解析してみて愕然《がくぜん》としました。まさか、何もしないでボーッとしているときと変わらないとは思いませんでした。オンラインに頼ることが当たり前になりつつある「新しい生活様式」は、私たちが想像しているよりも遥かに危険なものなのかもしれません。

なぜオンライン会話では脳が同期しないのか？

対面での会話とオンライン会話には、どのような違いがあるでしょうか？

私たちが考えている、最も大きな影響を与えているであろう違いは、「視線」です。「目は口ほどにものを言う」という言葉がある通り、会話における視線は重要な意味を持っています。しっかりと目を見て話をしてくれる人からは、誠実で好意的な印象を受けます。目が合った瞬間に視線を逸《そ》らされてしまったら、「嫌われているのかな」と不安な気持ちになります。文化や年代によって差はありますが、会話において視線を合わせることは肯定的な評価につながることが、多くの心理学研究で示されています。

ビデオ通話では、視線を合わせるという行為が物理的に不可能です。一般に市販されているカメラ機能付きのパソコンやスマホ、タブレットなどのデジタル機器は、画面の上や横にカメラのレンズが埋め込まれていることが多いかと思います。仮に、画面の上端にカメラのレンズが付いたパソコンで、ビデオ通話をする場面を想定してみましょう。

カメラのレンズをのぞきこむと、相手の画面に映し出される自分の視線は、まっすぐ前を向いているような状態になります。このとき、相手から見ると目が合っているように見えます。一方で、画面に映る相手の目を見ようとすると、レンズから視線が下にずれるため、相手の画面にはうつむき加減の自分の顔が映し出されることになります。このように、レンズの位置と、画面に映る相手の目の位置が異なるため、絶対にお互いの目を合わせることができないのです。

このような技術的な限界点を解決するために、画面の中央に設置できる特殊なＷｅｂカメラも販売されています。たしかに、画面に映る相手の顔とカメラのレンズの位置を無理やりにでも一致させてしまえば、疑似的に目を合わせることができるでしょう。ただし、この方法は相手も同じようなＷｅｂカメラを使っているという前提が必要になります。お互いに、「画面の中で目が合っているときは、相手も自分の目を見ているのだ」という共通認識があって初めて成立します。

ちなみに私はこのようなＷｅｂカメラは持っていませんし、周りで使っている人を見たこともありません。今後、普及率が爆発的に上昇すれば話は別ですが、少なくとも現時点では有効な解決策とはいえそうにありません。

しかもこの話は、1対1でビデオ通話をすることを想定したものです。実際には、オンライン会議のように複数人で同時にビデオ通話をする機会の方が多いかと思います。画面上に複数人の顔が表示された時点で、カメラのレンズと画面の中の目の位置を合わせる作戦は使えなくなってしまいます。

複数人でのビデオ通話の場合、画面上に表示できる参加者の数は限られます。通信の負荷を軽減させるために、発言する人以外はカメラの表示を切ることが多いかと思います。対面での会議の場合、自分が話すときの視線はみなさんどのようにされていますか？　私は、なるべく全員の目を順番に見ながら、一人ひとりに語りかけるように話すよう心掛けています。オンライン会議ではこのような視線の使い方はできません。そもそも、画面に他の参加者が表示されていないことが多いのですから。

私は学校や自治体などからご依頼を受け、スマホ等の使用が子どもたちの学力に与える影響について講演をさせていただくことがあります。コロナ禍に入ってから、オンラインでの講演をご依頼いただく機会が増えました。対面の場合は、みなさんの反応をよく見ながら、話す速さや声色などを細かく調整しながら話を進めています。子どもたちを相手に話すときには、壇上から降りてインタビューをするなど、双方向での交流を楽しみながら講演を進めることもあります。

それがオンラインになると、聞いていただいている方々の様子を見ることができません。「きちんと伝わっているのかな?」「楽しんでもらえているのかな?」と、不安な気持ちを抱きながら話を進めなくてはいけません。インタビューなどもできず、一方的な講義のような形で終わってしまいます。正直とてもやりづらいので、できれば現地に足を運んで対面での講演をさせていただきたいなと思います。

このように、ビデオ通話では、相手と視線を合わせることができません。グループでの会議や、大人数を相手とした講演会などでは、相手の姿や反応すらも見えません。このような性質の差が、オンライン・コミュニケーションで脳活動が同期しないことの原因となっていると考えられます。

画面越しの映像はパラパラ漫画と同じ

ビデオ通話の技術的な限界点としてもう一つ挙げられるのは、通信速度です。ネットワーク通信の技術の進歩は目を見張るものがあります。この数年の間でも通信の速度はかなり上昇しました。それでもなお、通信速度の不足を感じることがあるはずです。自宅や職場でパソコンにLANケーブルをつないで有線の通信にしていれば、ある程度の安定性は保てるかもしれません。しかし、スマホやタブレットを用いて、Wi-Fiなどの無線通信でビデオ通話をする機会も多いかと思います。特に無線通信を使用していると、通信が安定せず映像が途切れ途切れになったり、映像と音声がズレたりしてしまうことがありますよね。このような不自然さがあると、気になってコミュニケーションに違和感が生じてしまうと考えられます。

みなさんは子どものころ、教科書の角に小さい絵を描いて、パラパラ漫画を作って遊んだことはありませんか？ ページごとに少しずつ絵をずらして描くことによって、パラパラとページをめくったときに絵が動いているように見えます。

実は、テレビやパソコンなどの画面で見る映像も、原理はパラパラ漫画と同じなのです。高速で画像を切り替えることで動画として見えています。動画が1秒間あたり何枚の画像で構成されているかという指標をフレームレート（frame per second：fps）といいます。数値が大きいほど映像が滑《なめ》らかに動いて見えます。現在、市販されているパソコン、タブレット、スマホなどに使われている画面のフレームレートは60fpsが一般的かと思います。つまり、1秒間に教科書を60ページ分、パラパラとめくっているようなものです。

一方、現実世界の人の動きは連続しており、コマ送りの映像とは違います。第1章でご紹介したように、私たちの脳の神経細胞は1ミリ秒の単位で活動しています。目から入る視覚情報を、絶え間なく高速に処理し続けているのです。60分の1秒と、1000分の1秒では、差は明白ですよね。少なくとも現在の技術で作られる映像は、現実のものとはまだまだかけ離れているのです。脳からすれば、画面の中から語りかけてくる人は現実の「人」ではなく、パラパラ漫画の1コマに描かれたキャラクターの1人としか受け取ってもらえていないのかもしれません。

このように、オンライン・コミュニケーションは人と人の間にデジタル機器を介さざるを得ないため、明らかに対面コミュニケーションとは異なります。脳のはたらきが違って当然なのです。

今よりさらに技術が進歩して、ネットワーク通信の速度やパソコンなどの画面の性能が飛躍的に向上すれば、オンラインも対面と全く同じ条件になると言えるのでしょうか？　映画「マトリックス」のような、現実と同じような仮想空間が実現した場合、私たちの脳はどのように反応するのでしょうか？　私自身もとても興味があります。もし私が生きている間にそんな世界が実現したら、仮想空間へ最新の脳活動計測機器を持ち込んで、ぜひ実験してみたいと思います。

オンラインは「きっかけ」で「つなぎ」

オンラインの最大のメリットは、離れた場所にいる人と通信ができることです。私は現在、国際共同研究プロジェクトの一環で、フランスのロレーヌ大学の先生方と一緒に研究をさせていただく機会があります。日本からフランスまで、直行便で約12時間かかります。単純計算で、移動時間だけでも往復24時間以上かかってしまいます。つまり、私は毎日フランスの共同研究者に会いに行って、対面でミーティングを行なうということは現実的に不可能です。一方で、ビデオ通話を利用すれば、毎日ミーティングすることは簡単にできます。

このように、現実ではできないことを科学技術で可能にする、というのはとても価値のあることだと思います。しかし、注意すべきことは、オンライン・コミュニケーションはあくまで「つなぎ」に過ぎないということです。すべてのミーティングをオンラインだけで済ませ、共同研究プロジェクトを成功へと導くことは不可能です。例えば、半年に1度はお互いの国を行き来して対面でミーティングをする機会を設ける、ということが必要です。その間の期間を「やむを得ず」ビデオ通話で乗り切る、という考え方をすることが大切です。

一つ、ロレーヌ大学との研究会で興味深いお話を伺ったので、ご紹介させていただきます。この国際共同研究プロジェクトには、私のような脳科学者だけではなく、様々な分野の先生方が参加されています。研究チームの中には、数学者の先生もいらっしゃいました。彼らの発表の中であった、「数学者はオンラインで共同研究はできない」という言葉が印象に残っています。

私の好きな映画に「グッド・ウィル・ハンティング」という作品があります。この映画の中で、数学者の先生と主人公の青年が、1枚の黒板を前にふたりで証明を解くシーンがあります。みなさんもどこかで同じようなシーンを見たことがあるのではないでしょうか。実は、2022年現在も、数学者の先生方はこんな感じで1枚の黒板を前にして、一緒に問題を解くという形式で共同研究を進めているそうです。この作業はオンラインでは置き換えられないと仰《おっしゃ》っていました。未解決の数学の証明を解くことは、かなりの創造力を必要とする作業であると推察されます。脳が同期しないオンライン・コミュニケーションでは、複数人で協力して難問に立ち向かうことはできないのでしょう。

オンライン・コミュニケーションが対面コミュニケーションのきっかけとなることもあります。最近は、若者を中心にＳＮＳなどを通して人と知り合うということが一般的になってきました。もちろん、大きなリスクもあります。子どもたちが犯罪などに巻き込まれないように見守ることは、必要不可欠です。健全な出会いに限っていえば、普段の生活では決してつながることがなかったであろう人とオンラインで知り合い、人脈が広がるというのは素敵なことだと思います。

この場合も、オンラインは「きっかけ」に過ぎず、実際に対面するまでの「つなぎ」に他なりません。実際に対面して、目を見て語り合って初めて、脳が同期して関係性が育まれていくのです。オンラインは出会いのきっかけ作りや、会えない期間のつなぎとして活用するのが賢い使い方といえるでしょう。

前述のように、オンライン会話の実験は学生さんに協力いただき、初対面の5人組を作って参加してもらいました。２０２０年当時、大学ではサークルや部活動などの課外活動が制限され、学生さんたちも人とのつながりに飢えていたのでしょう。今回の実験をきっかけに仲良くなり、実験後に連絡先を交換する様子がたびたび見られました。図らずも実験を通して、コロナ禍で孤独を感じる学生さんたちがつながるきっかけを与えられたのです。ひとりの大学教員として、研究をしていて良かったと思えた瞬間でした。

対面コミュニケーションとオンライン・コミュニケーションの使い分けは、「心を通わせる必要があるかどうか」で見極めることができます。

企業の浮沈を左右する大きな商談、魅力的な新製品の開発を目指した企画会議、信頼できる人物か確かめる就職活動の最終面接、そんな大切な局面におけるコミュニケーションをオンラインで済ませることができるでしょうか？　私はそうは思いません。

一方で、重要度の低い形式的な会議などは、情報が共有できればそれで十分です。オンラインで手短に済ませてしまえば効率的です。このように、取捨選択しながら上手にオンラインを活用していくことが必要です。便利だから楽だからといって、何でもかんでも効率化、オンラインに置き換えるというのは、コミュニケーションの本質を見失ってしまっています。

みなさんも、自身の日常的なコミュニケーションを振り返り、対面で行なうべきものと、オンラインに置き換えて差し支えないものを、仕分けしてみてください。もしも、心を通わせる必要があるような重要なものをオンライン化してしまっているのであれば、労を惜しまず可能な限り対面に改めていくことをおすすめします。

コラム3

脳が同期するコミュニケーションの取り方とは？

私たちの研究結果をもとに、脳が同期して、相手と「つながっている」感覚が得られるような、上手なコミュニケーションの取り方について考えてみましょう。

(1) オンラインよりも対面で

まず、オンライン・コミュニケーションではなく、対面コミュニケーションを行なうことが挙げられます。大切に想う人には、可能な限り無理してでも会いに行く、ということを意識していただければと思います。やはり、対面で直接会うことに勝るコミュニケーションはありません。

コロナ対策のため、年末年始やお盆の期間に帰省することを自粛するよう政府から要請が出されました。実家へ帰る代わりに、家族とビデオ通話をつないで「オンライン帰省」をすることが推奨されました。遠く離れた土地にお子さんやお孫さんがいらっしゃる方々は、どのように感じたでしょう。できれば会って顔を見たい、孫の成長を実感したいと思われた方が多いのではないでしょうか。

また、遠距離恋愛のカップルは長続きしにくいといわれます。毎日LINEやメールをしていても、会う頻度が少なければ相手の気持ちをつなぎとめることは難しくなります。

オンライン・コミュニケーションでは、顔を見せる、声を聞かせるという最低限の目的しか果たせません。ただ写真を送っているのと大差はありません。家族の愛情も恋人への愛情も、直接会って話をしなければ伝わらないのです。

(2) 全員が知識と興味のある話題を選ぶ

会話の話題選びにも注意が必要です。ただ面白い話題を選べば会話が盛り上がるわけではありませんでした。大切なのは、共通の知識と興味があることです。

初対面の場合は、相手の趣味趣向を聞きながら共通点を探っていく作業が必要になります。ある程度、仲が良くなった相手との話題でおすすめなのが、共通の思い出についていて話すことです。共通する好きな映画や音楽の話は、最初は盛り上がるのですが、どうしても数に限りがあります。

これに対して、思い出話は、一緒に遊びに行くたびに増えていきます。体験の共有が感情の共有をもたらし、さらには思い出の共有へとつながります。たくさんの「共有」を積み重ねることで、人間関係はどんどんと深まっていくのです。

(3) 感情も共有する

コミュニケーションには、情報の共有と感情の共有という二つの重要な側面があります。しかし、オンライン・コミュニケーションでは、情報を伝えることしかできません。画面越しの映像や文字から相手の感情を読み取ることは極めて難しいのです。だからこそ、対面コミュニケーションのとき以上に、意識的に感情を言葉にして伝えることをおすすめします。相手が自分のために何かをしてくれたときには、「ありがとう、嬉しい!」と素直に自分の気持ちを伝えましょう。

世間話をするときにも、単なる情報の共有だけで終わってしまわないように気をつけます。例えば、「スタバの新作、マローネカシスフラペチーノらしいよ」と話題を振ったとしたら、それはただの情報共有です。そこに、「私、栗味のスイーツが大好きだから、とっても楽しみ!」と、感情をプラスします。自分の感情をはっきりと伝えることで、初めて共感が生まれる状況が作られます。もし相手と好みが合えば、「わかる〜、秋って美味しい食べものがたくさんあるから、幸せな気持ちになるよね！　今度一緒に飲みに行こうよ！」と共感につながり、会話が盛り上がっていきます。

(4) 相手の気持ちを推し量る

相手の気持ちを推し量ることもコミュニケーションの大切な要素でした。子どものころ、「自分がされて嫌なことは、相手にもしたらいけません」と教わった方も多いのではないでしょうか？　しかし、私はこれだけでは不十分であると考えています。なぜなら、自分にとって嫌なことと、相手にとって嫌なことが、必ずしも一致しているとは限らないからです。

ここで、第1章でご紹介した、相手の立場に立って物事を考える「視点取得」の能力が必要になってきます。「相手がされて嫌だと思うかもしれないことはしない」というのが、一歩進んだ気遣いであると私は考えています。重要なのは、「かもしれない」という曖昧さを残してあるところです。

自分と他人は別の人間なので、相手の気持ちを完璧に理解することは難しいのです。そのため、決して自分の気遣いを過信してはいけません。少しでも相手を嫌な気持ちにさせてしまう可能性のあることはしないように、慎重すぎるくらいでちょうどいいのです。仮に遥かに予想を超えたところで、意図せず相手を傷つけてしまったら、それは仕方のないことです。全力で謝りましょう。

私は、一生懸命に相手の気持ちを考えようとする、思いやりの心が何よりも尊いものだと思うのです。

第5章

スマホ漬けの脳はどうなるか

オンライン習慣の先に見える未来

第1章では、私たちの思考の中枢を担う前頭前野の大切さについてご説明しました。前頭前野は、ものを考えたり、理解したり、覚えたりといった、私たちが知的な活動をする上で必要な認知機能を支えていました。さらに、感情をコントロールしたり、他人の気持ちを推し量ったりするなど、私たちが社会生活を営む上で必要なコミュニケーションに関わる機能も支えていました。

前頭前野の「成長期」にあたる10代の子どもたちにとって、勉強や仲間たちとの豊かなコミュニケーションを通して、前頭前野を鍛えて発達させていくことが重要であるといえます。また、前頭前野がある程度発達した後の大人たちにとっても、仕事や日常生活の中で意識的に前頭前野を使うことで、認知機能を維持していくことが必要となってきます。

第2章では、スマホ等のデジタル機器の使用が、子どもたちの学力や脳の発達に与える影響についてご説明しました。東北大学加齢医学研究所の研究結果により、インターネットをたくさん使っている子どもたちほど学力が低く、脳の幅広い領域で発達が止まってしまっていることがわかりました。

また、スマホで調べものをしても前頭前野は活動せず、調べた内容が記憶に残らないことも明らかになりました。スマホ等の長時間使用が習慣になることで、前頭前野の認知機能に関わる機能が正しく使われない状態が続いてしまうことになります。

第3章では、対面でコミュニケーションをしているときの脳活動について解説しました。私たちの研究結果から、対面で会話をしているとき、複数の人たちの脳活動のリズムが揃う同期現象が起こることが明らかになりました。脳活動の同期現象は、誰かと協力して共同作業をしているときや、アクティブ・ラーニングをしているときなどに見られ、共感や共鳴といった「誰かとつながっている」ような感覚と関係していると考えられます。

第4章では、コロナ禍をきっかけに急速に普及した、インターネットを介したオンライン・コミュニケーションの持つリスクについて注目しました。私たちが行なった緊急実験の結果、オンライン会話では脳が同期せず、「心と心がつながらない」「コミュニケーションにならない」「ボーッとしている状態と変わらない」ということがわかりました。オンライン・コミュニケーションが習慣になることで、前頭前野のコミュニケーションに関わる機能が正しく使われない状態が続いてしまうことになります。

このように、オンライン習慣というのは、私たちが生きる上で大切な機能がたくさんつまっている前頭前野を、とにかく使わせない生活習慣ということができます。

前頭前野の成長期ともいえる10代までの期間に、オンライン習慣によって前頭前野を使わないと脳の発達が止まってしまいます。言い換えると、脳が本来成長するはずであったところまで成長しきらず、発展途上の状態で大人となってしまったという見方もできるかもしれません。

再三申し上げている通り、脳は使わないとダメになります。65歳までの成人期に前頭前野を使わないオンライン習慣を続けてしまうと、次第に脳がむしばまれていきます。画面上での文字入力が増え紙に文字を書く習慣がなくなれば、漢字の書き方を忘れてしまいます。地図アプリが指し示す矢印に従って歩いてばかりいると、道を忘れてしまいます。オンライン習慣によって脳をサボらせ続けてしまうと、脳は使わない機能を必要のないアプリのようにアンインストールしていってしまうのです。

同じように、このままオンライン・コミュニケーションの文化が根付き、対面コミュニケーションと置き換わってしまったとしたら……。私たちの脳は同期しなくなり、相手の視線や表情などから気持ちを推し量ったり、相手の話に共感したりする機能を失い、「誰かとつながっている」と感じられなくなってしまうかもしれません。対面コミュニケーションの不足は孤独感につながり、うつ病の傾向が高まるなど精神的にも悪影響が出てくることでしょう。

10代までの期間に脳が完全に成長しきれなかった、成人期に脳を使わず機能が次第に失われていってしまった、そんなオンライン習慣にどっぷり浸かった人生を歩んできた人が65歳を迎えたとき、果たしてどのような未来が待ち受けているのでしょうか？

将来の認知症リスクを高める可能性

ドイツの精神科医であるマンフレッド・スピッツァー博士は、デジタル機器の使用によって引き起こされる認知機能の障害を「デジタル認知症」と呼び、警鐘を鳴らしています。[1]

もちろん、オンライン習慣によって引き起こされる「デジタル認知症」と、アルツハイマー病による脳の変性がもたらす認知症は、医学的に同じものとはいえません。しかし、「デジタル認知症」が、将来の認知症へつながるリスクとなる可能性は否定できないでしょう。カナダの研究者らの試算によると、日常的にインターネットを使用している198

0年以降に生まれた世代が65歳以上人口の多数を占める2060年には、認知症のリスクが4～6倍に上昇する可能性があるという指摘もされています。[2]

国際的な専門家からなるランセット国際委員会の報告[3]によると、認知症には12のリスク要因があることがわかっています。12のリスク要因とは、「15歳までの教育歴不足」「難聴」「頭部外傷」「高血圧」「飲酒」「肥満」「喫煙」「うつ病」「社会的孤立」「運動不足」「大気汚染」「糖尿病」です。これらのリスク要因を避けることで、認知症になる可能性を40%低くすることができると報告しています。

12のリスク要因のうち、オンライン習慣と密接に関わっていると考えられるのは、「15歳までの教育歴不足」「うつ病」「社会的孤立」「運動不足」です。一つずつ、オンライン習慣との関係を見ていきましょう。

リスク要因① 学習の質が低下

日本は中学校までが義務教育ですから、「15歳までの教育歴」という条件は、すべての人が満たしているはずです。しかし、第2章でご説明したように、スマホ等のデジタル機器を使用したオンライン習慣によって、教育の「質」が低下してしまう可能性があります。スマホ等のデジタル機器をたくさん使っていた子どもたちは、学力が低く脳の発達が止まっていました。つまり、小・中学生までの期間にスマホ等のデジタル機器を使っていた子どもたちは、「15歳までの教育」が十分になされていないという見方ができるかもしれません。

教育歴不足が認知症のリスク要因となる理由として、「脳予備能」「認知予備能」という仮説があります。「予備能」とは、老化や損傷などによって脳が病理的に変性してしまったときに、脳の機能を保つ防御的な能力、耐性のことをいいます。「脳予備能」は、脳の物理的な大きさ（容積、重量など）がもたらす耐性を指します。単純に、脳の神経細胞の数や神経細胞のつながりの数が多く、脳が発達している人ほど、脳の変性に対して耐性があるということです。

「認知予備能」は、認知機能の高さ、教育歴、知的な職歴、充実した余暇活動、運動習慣などがもたらす耐性を指します。元の認知機能が高く、日頃から知的な活動を通して脳を使っている人ほど、脳の変性に対して耐性があるということです。

アルツハイマー型認知症は、アルツハイマー病による脳神経の変性が原因で、引き起こされる認知機能の障害です。一方で、神経病理的にはアルツハイマー病になっていたとしても、認知症の症状が見られない患者さんも存在するのです。このような、アルツハイマー病になっても認知症を発症しない人たちは、「脳予備能」や「認知予備能」が高いということがわかっています。[4]

オンライン習慣によって、脳が本来発達するはずのところまで発達しきらなかった子どもたちは、「脳予備能」が低く、それだけ将来の加齢にともなう脳の萎縮に対して脆弱《ぜいじゃく》である可能性が考えられます。また、成人期のオンライン習慣によって、前頭前野を使わない生活習慣を送っている人たちは、「認知予備能」が低く、脳の萎縮に対して脆弱であるといえるでしょう。

このように、オンライン習慣が学習の質を低下させ、脳の萎縮への耐性を下げてしまい、将来の認知症リスクを高めてしまう可能性があると考えられます。

リスク要因②うつ病とSNS

続いての認知症リスク要因は「うつ病」です。厚生労働省の「平成30年版厚生労働白書」によると、うつ病を含む気分障害の患者数は年々増加しており、2017年時点で127・6万人と推計されています。1996年時点の患者数が43・3万人となっており、約20年間で3倍近くも増加していることになります。

オンライン習慣とうつ病の関係については、インターネットが普及し始めた1990年代当時から、米国のキリバリー・ヤング博士らによって指摘されていました。[5] コラム2でご紹介したインターネット依存症テストを考案した博士です。

その後、世界中で同様の研究結果が報告され、2004年から11年の間に四つの国と地域で行なわれた八つの研究結果を統合した研究[6]でも、インターネット依存傾向とうつ病の有病率の関係が示されています。合計1641人のインターネット依存傾向の高い人たちを分析した結果、依存傾向の低い人たちのうつ病の有病率が11・7%であったのに対し、依存傾向の高い人たちは26・3%と2倍以上も高いことを報告しています。さらに、年代別に分けて解析した結果、インターネット依存傾向の高い40代以上の中高年で最も有病率が高く、35・8%となっていました。

どうしてインターネットをたくさん使用する人たちは、うつ病の傾向が高くなるのでしょうか?

その理由の一つとして、ＳＮＳの使用が考えられます。２０１２年から18年までに発表された33報の論文を統合した研究[7]では、ＳＮＳの使用とうつ病の傾向に関係があることが報告されています。合計１万５８８１人を対象に行なわれた研究を解析した結果、ＳＮＳの使用時間が長いほど、またＳＮＳを頻繁に確認するほど、うつ病の傾向が高いことがわかりました。特にＳＮＳの投稿と自分自身を比べてしまう人たちほど、うつ病の傾向との関係が強く見られました。

米国では、89人の大学生を対象に、Ｆａｃｅｂｏｏｋの使い方と幸福感の関係を調べる実験が行なわれました[8]。６日間にわたり、参加者に１日５通のメッセージを送り、Ｆａｃｅｂｏｏｋの使用状況と幸福感を尋ねました。

解析の結果、自分の近況などを投稿する能動的な使い方をした場合と比べて、他人の投稿を見るなど受動的な使い方をした場合に幸福感が低くなることがわかりました。さらに、他人の投稿を見た場合の嫉妬心が幸福感の低下を媒介していました。

ＳＮＳの投稿は、人生の上澄みです。誰しも自分が最も輝いている瞬間を切り取って、ＳＮＳへ投稿しています。ときに写真も、不自然なまでに綺麗なものへと加工されています。そんな他人の人生の最大値と、自分自身の平均的な日常を比較しても、見劣りしてしまって当たり前です。それでも私たちは、SNS上のキラキラとした世界と自分を比較して、勝手に落ち込んでしまうのです。

もう一つの理由として、オンライン習慣による睡眠への影響が考えられます。1990年から2018年の間に14の国と地域で行なわれた23件の研究結果を統合した研究[9]によると、合計3万5684人のデータを解析した結果、インターネット依存傾向の高い人は健康な人と比較して睡眠時間が短く、睡眠の質も低いことが報告されています。

オンライン習慣が睡眠に悪影響を与える理由として、ブルーライトの影響が考えられます。ブルーライトとは、目に見える光に含まれる、波長が約390〜495ナノメートル（10億分の1メートル）の青い光の成分を指します。

ブルーライトは太陽の光の中にも含まれており、日没や夜明けを通して私たちの睡眠と覚醒の周期（概日《がいじつ》リズムといいます）を支える役割を担っています。[10]夜になって日が沈み辺りが暗くなると、脳の中でメラトニンというホルモンが分泌されます。メラトニンが分泌されると、私たちは眠くなって寝床へ向かいます。朝、太陽の光を浴びるとメラトニンの分泌が抑えられ、目が覚めます。

目に見える光の中でも、ブルーライトは特にメラトニンの分泌を抑える作用が強いことがわかっています。ブルーライトを浴びると、私たちの脳は「朝だ、起きる時間だ」と感じるわけです。デジタル機器の液晶画面から出る光には、特にブルーライトが多く含まれています。そのため、夜にデジタル機器を操作してブルーライトを浴びてしまうと、メラトニンの分泌が抑えられ、私たちの脳は「まだ起きていなくてはいけない時間だ」と勘違いしてしまうのです。

1997年から2014年の間に日本と米国で行なわれた7件の研究結果を統合した研究[11]によると、合計2万5271人を対象とした追跡調査を解析した結果、通常の睡眠時間（5〜8時間）の人たちと比べて睡眠時間が5〜7時間より短かった人たちは、うつ病のリスクが1・31倍に増加していたことを報告しています。

これらの研究結果を考え合わせると、オンライン習慣が睡眠に悪影響を与え、うつ病につながり、将来の認知症リスクを高めてしまう可能性があると考えられます。

リスク要因③「つながる」はずが孤独に

SNSは人と人とをつなぐ、文字通り「社交的な（social）」ツールですから、SNSを使えば認知症リスク要因の一つである「社会的孤立」を解決することができるのではないかと、お考えの方もいるかもしれません。SNS上のつながりは、本当に誰かと「つながっている」という感覚を私たちに与えてくれるのでしょうか？

内閣官房が2021年に実施した「人々のつながりに関する基礎調査」の結果を見てみましょう。

同居していない家族や友人たちと「直接会って話す」頻度について、「全くない」と答えた人たちのうち、孤独であると感じている（「あなたはどの程度、孤独であると感じることがありますか」という質問項目に対して、「しばしばある・常にある」「時々ある」「たまにある」と回答した）人の割合は、48・6％でした。

週4〜5回以上、直接会って話す機会がある方々の場合は、28・7％でした。やはり、対面コミュニケーションの頻度が低い人ほど孤独で、頻度が高くなると孤独感は低くなることがわかります。

次に、SNS（LINE等）をする頻度について「全くない」と回答した人たちでは、孤独であると感じている人の割合は39・1％でした。週4〜5回以上、SNSをする方々の場合は、33・1％でした。対面コミュニケーションと比べて、SNS使用の頻度と孤独感の関係は顕著に見られませんでした。

つまり、対面コミュニケーションには孤独感を減らす効果がありますが、SNS上のやりとりはその効果が薄いのです。やはり、第4章でも申し上げたように、オンライン・コミュニケーションは直接会うまでの「つなぎ」に過ぎないといえるでしょう。

香港では、平均年齢約21歳の大学生361人を対象に、インターネット依存傾向と孤独感の因果関係を調べるために、追跡調査が行なわれました。[12] この研究では、インターネット依存傾向、孤独感、対面またはオンラインでのコミュニケーション頻度を尋ねるアンケート調査を4カ月間隔で2回行ないました。

解析の結果、初回アンケートの時点でのインターネット依存傾向の高さが、4カ月後の孤独感の高さに影響を与えていることがわかりました。さらに、対面コミュニケーションの頻度が高いほど孤独感が低く、インターネット依存傾向も低くなることが明らかになりました。一方で、オンライン・コミュニケーションは孤独感に影響を与えず、インターネット依存傾向を高めていました。

このように、オンライン・コミュニケーションは「社会的孤立」の解決にはつながらず、インターネット依存傾向を高め、逆に孤独を感じてしまい、将来の認知症リスクを高めてしまう可能性があると考えられます。

リスク要因④　ごろごろして運動不足に

みなさんはどんな体勢でパソコンやスマホを使っていますか？　おそらく多くの方は座った状態で使用したり、スマホならごろごろした状態でいじったりしているかと思います。

座った状態や寝転んだ状態で行なう活動を、医学分野では「座《ざ》位《い》行動」といいます。

オーストラリアで行なわれた20の国と地域を対象とした国際調査[13]によると、日本は世界で最も座位時間が長く、１日あたり約４２０分を座った状態で過ごしています。起きている時間の半分以上を占める計算になります。

長い時間を座ったり寝転んだりした状態で過ごすことは、心身の健康に悪影響を与えることが知られています。

１９９８年から２０１２年までに発表された七つの国と地域で行なわれた18報の論文を統合した研究[14]では、合計79万４５７７人を対象とした研究を解析した結果、座位時間の長い人は糖尿病のリスクが２・12倍、心血管疾患のリスクが２・47倍、総死亡リスクが１・

49倍に増加すると指摘されています。

また、2003年から13年までに発表された13の国と地域で行なわれた20報の論文を統合した研究[15]では、合計19万3166人を対象とした研究を解析した結果、座位時間の長い人はうつ病のリスクが1・25倍に増加すると指摘されています。座位行動の種類別に解析すると、テレビ視聴によるリスク上昇は1・13倍、パソコンなどでのインターネット使用によるリスク上昇は1・22倍でした。

このように、オンライン習慣によって長い時間を座ったり寝転んだりした状態で過ごしてしまうと、間接的ではありますが、認知症のリスク要因である「肥満」「糖尿病」「うつ病」などの傾向が高くなってしまう可能性があると考えられます。

健康的な生活を送るためには、どの程度の運動習慣が必要なのでしょうか？

世界保健機関（WHO）は年齢層ごとに推奨される運動習慣についてガイドライン[16]を発表しています。

5～17歳の子どもたちは、1週間を通して1日あたり60分の有酸素運動と週3回の筋力増強運動が推奨されています。やはり、身体が急速に成長していく期間の子どもたちにとっては、毎日1時間以上の運動をして筋肉や心肺機能を育てていくことが必要であるといえます。課外の部活動で運動部に在籍している子どもたちは、特に意識せずとも推奨される目標を達成していると思います。一方で、文化部や、部活動をしていない子どもたちは、登校前や放課後の時間にランニングをするなど、意識的に運動習慣を取り入れる必要があるでしょう。

18〜64歳の成人は、1週間あたり中強度の有酸素運動を150〜300分または高強度の有酸素運動を75〜150分と、週2回の筋力増強運動が推奨されています。中強度の有酸素運動は、ウォーキングや社交ダンスのような、息の上がらない程度の運動を指します。高強度の有酸素運動は、ランニングや水泳などのやや激しい運動を指します。各々の体力や筋力に応じて、無理のない強度の運動を組み合わせて取り入れるといいでしょう。

また、生活の中でちょっとした運動習慣をつけることも有効です。例えば、数階分であればエレベーターやエスカレーターではなく階段で昇り降りをする、短距離なら歩いて移動するなど、日常的に中強度の有酸素運動を簡単に取り入れることができます。

65歳以上の高齢者は、成人の推奨される有酸素運動と筋力増強運動に加えて、転倒による怪我《けが》などを予防するため、バランス感覚を鍛える動きを取り入れたマルチコンポーネント運動を週3回行なうことが推奨されています。手軽にできるバランス運動は、片足立ち、かかと・つま先立ち、横歩き、後ろ歩きなどがあります。特殊な器具なども必要なく家の中でもできますし、お散歩がてら近所の公園に出かけて行なうのもいいでしょう。

より本格的なバランス運動としては、ヨガや太極拳などが知られています。趣味の一つとして取り入れて、例えば教室に通って新しい友達ができれば、認知症のリスク要因である「社会的孤立」を防ぐことにもつながるといえるでしょう。

「リスク」をどのように受け止めますか?

このように、オンライン習慣が認知症のリスク要因である「15歳までの教育歴不足」「うつ病」「社会的孤立」「運動不足」につながり、間接的に将来の認知症リスクを高めてしまう可能性があると考えられます。

ただし、これらはあくまで予測された「リスク」に過ぎません。これまで世界中で行なわれてきた科学的、医学的な研究結果の積み重ねから、オンライン習慣と認知症リスクの関係が見え始めつつあります。

しかし、現時点でオンライン習慣を送っている人たちが、本当に将来認知症になってしまうのか、その結果が明らかとなるには時間がかかります。

例えば、運動、睡眠、食事などの習慣と認知症の関係を調べる場合には、ネズミなどを用いた動物実験によって生物学的な検証ができます。ネズミはヒトよりも寿命が短く、成長、老化が速いため、短期間で結果を出すことができます。しかし、オンライン習慣の場合はそうはいきません。なぜなら、ネズミはスマホを操作できないからです。

幼いころから日常的にオンライン習慣を送ってきたいわゆる「デジタルネイティブ」と呼ばれる世代が、1981〜96年に生まれたミレニアル世代です。Y世代とも呼ばれます。2022年現在、26〜41歳のミレニアル世代が65歳以上人口の多数を占めるのが2060年です。つまり、この年を迎えたときに、オンライン習慣が認知症を引き起こすのかどうかの真実が、初めて明らかとなるわけです。現時点で明らかとなっている「リスク」を、どれだけ深刻に受け止めるかは各個人の判断に委ねられます。

医師なら目の前の患者さんを治療できますし、教師なら目の前の生徒たちを注意できます。しかし、私たち科学者という職業は、目の前のひとりひとりに直接はたらきかける機会というのはほとんどありません。

こうして、本や論文を執筆したり、講演をしたりする中で、地道な研究から得られた科学的なデータをお示しするところまでが私たちの仕事です。ご紹介した研究結果をどのように受け取って日々の生活に役立てていただくかは、みなさん一人ひとりの判断にお任せするしかないのです。

本書をここまで読み進めていただいたみなさんは、オンライン習慣が持つ「リスク」をどのように受け止めますか？　将来に備えて、自身の生活を省みて今日から行動を改めるかどうか、すべてはあなた次第です。

コラム4

AIに奪われる⁉　前頭前野を使わない仕事

「AIに仕事を奪われる」――。

2013年に英国のカール・フレイ博士とマイケル・オズボーン博士が発表した研究結果[17]が発端となり、センセーショナルな見出しの記事が世界中に飛び交いました。

彼らは米国の職業情報ネットワーク(Occupational Information Network：O＊NET)をもとに取得した702種類の職業について、コンピュータによる自動化の影響をどの程度受けやすいかを分析しました。解析の結果、米国では47％の労働者が自動化の影響を受けやすい（確率70％以上）高リスク群に含まれていました。この結果から、コンピュータによる自動化によって約半数の労働者が、この先10～20年の間に職を失う可能性があると警鐘を鳴らしました。

フレイ博士らの研究をきっかけに、「47％という推計は本当なのか？」と世界中で関連する研究が100件以上報告されました。彼らの研究では、職業ベースで自動化の可能性を推計していました。しかし、職業は一つの作業ではなく複数の作業で構成されています。そのため、その後の研究の流れは、職業に含まれる複数の作業を細分化し、作業ベースで自動化の可能性を分析する方向へと移行していきました。

２０１６年の経済協力開発機構（ＯＥＣＤ）の報告書[18]によると、作業ベースで再解析を行なった結果、10～20年以内に自動化されるリスクが70％以上の労働者は、９％という結果が得られました。47％ほど極端な数値ではなくなりましたが、約１割と考えると決して無視できる数値ではありません。国ごとに少しずつ推計値が異なり、日本のデータに関しては、７％という数値となっていました。総務省の「労働力調査」２０２２年９月分の結果によると、日本の就業者数は６７６６万人と報告されています。７％となると、実に４７３万人以上が職を失う計算となります。

コンピュータによる自動化のリスクの高い作業とは、どんなものがあるでしょうか？

米国では仕事に必要なスキルの高さ別に見た、１９７９年から２０１２年までの労働者数の変化を分析した研究[19]が行なわれました。解析の結果、高度なスキルが求められる仕事（高スキル職）と、専門的なスキルを必要としない仕事（低スキル職）の労働者の数は増加していました。一方で、その中間に位置する、中程度のスキルが必要な仕事（中スキル職）の労働者が減少していました。中スキル職には、例えば事務職や製造業などが含まれます。中スキル職のうち、単純作業の繰り返しの多い仕事が特に減少していました。

コンピュータは、あらかじめ記述されたプログラムや数式に従って動きます。そのため、決められた規則（アルゴリズム）に従って、作業を繰り返すことは機械の得意分野なのです。

逆に人間の場合は、たとえ単純な作業の繰り返しであっても、不注意などによって間違いをおかしてしまうことがあります。このような中スキル職は人間よりもコンピュータに任せた方が作業の正確性が高まるため、雇用が置き換わっていくことは必然であるといえます。

反対に、コンピュータで置き換えることのできない作業にはどのようなものがあるでしょうか？　前述のフレイ博士らの論文では、芸術性、独創性、交渉力、説得力、社会的知覚、他者への援助や世話などの要素を含む作業が挙げられています。これらの共通点としては、次の二つの能力のうち、いずれかが求められる作業であると指摘できます。

一つは、「創造力」です。いわゆる0から1を生み出すような作業は、現状のコンピュータにはできません。最近は作曲をするAIや、絵を描くAIなどが開発され、話題になっています。一見これらのAIは、創造力を発揮しているように見えるかもしれません。

これらのAIには、「機械学習」という技術が使われています。機械学習には学習データが必要になります。作曲AIは既存の曲を大量に学習し、学習した曲の特徴をもとに新しい曲を作ります。すでに存在している学習データが使われている以上、0から1を生み出しているとはいえません。やはり、この世にまだ存在しない新たなモノやサービスを生み出すことは、人間にしかできない作業といえるでしょう。

もう一つは「コミュニケーション能力」が求められる作業です。コールセンターのオペレーターやホテルの受付など会話が必要な仕事にも、すでにAIが応用されています。しかし、これらのやりとりができているからといって、AIが人間と「コミュニケーション」をしているといえるでしょうか？

第3章でご説明したように、コミュニケーションには単なる情報の共有に加えて、感情の共有、すなわち脳活動の同期といった要素も含まれています。例えば、ホテルでＡＩの受付にチェックインの手続きをお願いしても、情報の共有は問題なくできるでしょう。一方で、チェックアウトの際に「このホテルのお食事はとても美味しかったです。また利用させていただきます」と伝えても、ＡＩが相手では感謝の気持ちまでは共有できません。せいぜい文字情報に変換されて、レビューとして記録されるだけでしょう。

ほかにも教師や営業職など、さらに高度な感情の共有が必要な仕事もあります。138ページで取り上げたように、人間の教師が授業をしていても座学かアクティブ・ラーニングかという違いで、子どもたちの脳の同期には大きな差が出ました。人間からＡＩに教師そのものを置き換えることなど、現状ではできないと言わざるを得ません。

コンピュータで置き換えることのできない創造力とコミュニケーション能力は、いずれも人間の前頭前野が中心となって担っている機能です。これからの時代に必要とされる人材であるためにも、やはり前頭前野を鍛えることが重要であるといえます。

第6章

すぐ始められる脱オンライン習慣のススメ

私たちの生活はオンラインなしには成り立たないのか？

本書では、オンライン習慣が持つリスクについて、科学的、医学的な根拠となる研究の結果をご紹介しながら明らかにしてきました。

オンラインでは前頭前野がはたらかず、ものを覚えることができなくなり、誰かと心を通わせることもできません。幼いころからオンライン習慣を続けてしまうと、学力が下がり、脳の発達も止まってしまいます。大人になってからもオンライン頼りの生活で前頭前野をサボらせ続けてしまうと、少しずつ脳がむしばまれていき、使わない機能から失われていってしまいます。脳が最も発達する幼少期から、脳を使って機能を維持していくべき成人期までを通して、オンライン習慣を送ってきた人たちが65歳を迎えたとき、認知症になってしまう可能性が高くなるという最悪の未来まで見えてきています。

最後の章では、そんなリスクだらけのオンライン習慣と、21世紀を生きる私たちはどのように付き合っていけばいいのか、一緒に考えていきましょう。

オンラインが「習慣」となったのはいつからでしょうか？

インターネットの普及自体は、1990年代後半から始まっていました。インターネット普及のきっかけは、1995年にマイクロソフト社が発売したWindows95というOS（Operating System）の登場といわれています。当時はまだ通信速度も遅く、写真や動画など容量の大きなデータをやりとりすることは難しく、文字情報を送る程度しかできませんでした。まだまだ「習慣」となるには至っていません。

現在のオンライン習慣を生み出したのは、やはりスマホの世界的な普及といえるでしょう。その起爆剤になったともいえるiPhoneの発売が2007年のことで、翌年にはAndroid OSを搭載したスマホも発売されました。それからまだ15年しか経っていないのです。

みなさんが初めてスマホを手にしたのは何年前でしょうか？　ちなみに私がスマホデビューをしたのは2011年の大学3年生のときで、機種はiPhone 4Sでした。私はスマホ歴11年ということになりますね。10年ほど前にはほとんどの人がスマホなしの生活を送っていたわけです。にもかかわらず、「今日からスマホは使わないでください」と言われたら、多くのみなさんは「無理だ」と感じてしまうでしょう。

第2章でご紹介した、インターネットの用途についての総務省の調査結果を振り返ってみましょう。「動画投稿・共有サービスを見る」が1日あたり43・3分、「ソーシャルメディアを見る・書く」が40・2分、「メールを読む・書く」が35・7分、「ブログやウェブサイトを見る・書く」が26・0分、「オンラインゲーム・ソーシャルゲームをする」が20・3分、「VODを見る」が14・1分、「ネット通話を使う」が4・2分でした。

これらの活動は私たちの生活に必要不可欠なものだといえるでしょうか? インターネットを使わない他のアナログな活動では、置き換えられないものなのでしょうか?

脱オンライン習慣の効果——国内外の実例

第5章でご説明したように、オンライン習慣の長期的な影響については、長い年月をかけて調査を続けていく必要があるため、現時点で明確な答えを出すことは難しいです。一方で短期的な影響とその改善策については、研究が蓄積されつつあります。

2005年から11年の間に米国、中国、韓国で行なわれた16件の研究結果を統合した研究[1]では、インターネット依存傾向の高い合計670人を対象とした、インターネット依存改善プログラムの効果が検証されました。インターネット依存の改善に用いられた方法は、大きく二通りに分けられます。一つは認知行動療法や心理カウンセリングなどの心理療法、もう一つは抗うつ薬などを用いた薬物療法です。

解析の結果、心理療法、薬物療法ともに、インターネット依存傾向の改善、使用時間の短縮、うつ病および不安傾向の改善に効果が期待できることが示されました。また、インターネット依存傾向の改善と使用時間の短縮には、心理療法と薬物療法で同じ程度の効果がありました。興味深いことに、うつ病傾向の改善には薬物療法よりも心理療法の方が大きな効果が報告されていました。

幸いなことに、インターネット依存は一生治らないものではなく、医学的に改善でき、少なくとも短期的には悪影響を取り除く術があるのです。もしも生活に支障が出てしまうほど、インターネット依存に悩んでいるという方がいれば、精神科や心療内科を受診することも有効な選択肢となるといえるでしょう。

おそらく、「インターネット依存は気になるけど、病院に行くほどではないかな……」という人も多くいらっしゃるかと思います。そんな方々におすすめなのが、脱オンライン習慣です。いわゆる「デジタル・デトックス」と呼ばれる方法です。

デトックス（Detox）とは、身体の中に溜まった有害な毒素を排出することを意味する言葉です。もとは薬物依存やアルコール依存の治療で用いられている方法で、薬物やアルコールの摂取を断つことで、自然と身体から排出されるのを待つという治療法です。薬物やアルコールの依存と同じように、デジタル機器への依存を改善させるために、使用を制限して悪影響を軽減させる方法を「デジタル・デトックス」といいます。

２００８年から20年の間に11の国と地域で行なわれた21件の研究結果を統合した研究[2]では、合計３６２５人を対象にスマホの使用を制限するデジタル・デトックスプログラムの効果が検証されました。多くの研究では特にＳＮＳの使用を制限する方法が用いられていました。取り組みの期間は研究によって幅があり、最短24時間から最長４週間でした。それぞれの研究で評価した項目も様々なものがあり、効果もまちまちでした。中でも複数の研究で共通して効果が示されたのは、スマホやＳＮＳの使用時間の短縮とうつ病傾向の改善でした。

このように、スマホやＳＮＳの使用時間を制限するだけでも、心理療法や薬物療法と同じように、インターネットの使用時間の短縮やうつ病傾向の改善の効果が期待できるのです。自分だけでもできる取り組みですから、病院に行くよりもハードルは低いのではないでしょうか。

言うは易く行なうは難し？

考え方は至って単純です。オンライン習慣のリスクを遠ざけたいなら、インターネットを使わなければいいわけです。

「そんなこと言われなくてもわかっているよ！」

はい、みなさんの声が私の耳にも届きました。「言うは易く行なうは難し」ということわざがある通り、口で言うのは簡単ですが、実行に移すのは難しいものです。本書でご紹介したオンライン習慣のリスクについても、どこかで耳にしたことがあるものが多かったと思います。オンライン習慣にリスクがあることをわかっていながらも、なかなかやめられないという方々が多いのではないでしょうか。

偉そうなことを言うからには、まずは自分がやって見せなくては説得力がありません。そこで自分を実験台にして、脱オンライン習慣が本当に可能なのか、実験をしてみることにしました。一蓮托生、気の毒ではありますが、編集者の海田さんも巻き込んで協力いただきました。

実験期間は2週間。1週目は普段通りの生活を送り、オンライン習慣を含む生活習慣についての記録を取りました。まずは、自分が1日の中でインターネットをいつ、何のために、どのくらい使っているのかを把握するところから始めました。

2週目は脱オンライン生活を送り、インターネットに接続できるデジタル機器の使用を制限しました。仕事での使用については、完全に制限することは難しいので、プライベートでの使用のみを対象としました。

海田さんは、通勤の定期券と社員食堂でのスマホ決済のみに使用を限った上でスマホを携帯すること自体は許可という、少し緩めのルールで挑戦していただきました。私は自分に厳しく、完全にプライベートでのインターネット使用を禁止するというルールで挑戦しました。保有しているスマホとタブレットはすべて電源を切り、クローゼットの奥へと封印しました。自宅では、インターネットに接続できるデジタル機器が目に入ることすらない状況を作りました。家族など特に親しい人には、あらかじめ脱オンライン生活のため1週間連絡がつかないことと、緊急時に備えて職場の連絡先を伝えておきました。

最大の拷問はプロ野球の速報

まずは海田さんのオンライン習慣について見てみましょう。

インターネットの用途については、ラジオ番組やテレビドラマ、スポーツ中継の視聴、電子書籍での読書などをタブレットでまとめて済ませているそうです。また、テレビを置いていないため、タブレットで報道番組やプロ野球の試合中継等を流しながら食事や家事をしたり、就寝前に趣味の動画を視聴したりする習慣もあるようです。困っていることとして、睡眠の質が低く気分が落ち込みやすいことがあるとのことでした。平日のインターネット使用時間の平均は364分、休日は380分でした。

脱オンライン生活では、タブレットでの報道番組の視聴がラジオプレーヤーに、また通勤中のスマホ使用も紙の新聞を読むことに、さらに就寝前の動画視聴が読書に替わりました。

脱オンライン生活を試した感想をお聞きしました。良かった点としては、まずは睡眠の質が改善されたとのことでした。体感として深く眠れるようになり、疲労の蓄積が軽減されたようです。睡眠の質の改善は、他の研究結果とも一致する成果の一つであるといえます。また、ＹｏｕＴｕｂｅなど動画投稿・共有サービスの動画（以下インターネット動画）を見ながらダラダラと過ごす時間がなくなり、時間を有意義に使うことができたとのことでした。夜の読書時間が増えたことで、積読《つんどく》が減ったようです。脳に悪影響を与えるオンライン習慣が、脳を活性化させる効果が知られている読書に置き換えられたことは、脳にとってマイナスが減ってプラスが増えるという望ましい状態につながる成果といえます。

逆に困った点としては、スマホ決済が使えなかったことでした。多くの会計をスマホ決済としていたようで、財布から現金やクレジットカードを出して支払うことに不便さを感じたとのことです。また、会員証やポイントカード、銀行やクレジットカードの口座確認、美容室の予約ツールなどもスマホ頼りとしていたために、それらが使えなくなって困ったとのことです。

ルール違反の行動として、終電を乗り過ごして焦ってしまい、思わずスマホの地図アプリを使ってしまったことを白状してくれました。やはり、緊急事態のときにスマホがあると素早く解決できることも多いので、携帯しておくと安心感があるといえるでしょう。

また、たまに連絡を取る人から生存確認が何度も入ってしまい、ＬＩＮＥで応答してしまったとのことです。LINEで連絡を取り合うことが当たり前になっていると、少し返信がないだけで心配をかけてしまいます。コロナ禍ということもあり、「高熱が出て家で倒れているのではないか」といつも以上に不安な気持ちにさせてしまうこともあります。本当に身に危険が迫っていたときに、命を守ってくれる可能性があるので、単身世帯の場合はLINEで定期的に生存確認を取り合える関係の人がいることはメリットになるといえるでしょう。

感情や気分の変化としては、もともとプライベートでは電話もLINEも苦手なため、確認の必要がなくなったことで気持ちが軽くなったそうです。オンライン習慣によって、LINEやSNSなどで常に「つながっている」状態を強いられることにストレスを感じる人も多いです。脱オンライン生活によって過剰な「つながり」から解放されることは、精神衛生に良い影響を与えるといえます。

また、日常生活の面では、思ったよりも様々なツールをスマホに依存していることに気がつき、不便さを感じる場面があったようです。スマホ決済などの短時間しか使わないような機能に関しては、依存につながるリスクが低いと考えられます。そのため、便利さは上手に享受して、無理に使用を制限する必要はないかもしれません。

最後に、最新ニュースを得る手段がラジオのみになってしまい、唯一の楽しみであるプロ野球の結果速報を翌朝の新聞までチェックできないのが「最大の拷問だった」とのことでした。日々のストレス解消のための娯楽の時間も、精神衛生を保つために必要なことです。試合結果を確認するだけなら数秒で済みます。結果の確認ついでに他のニュースのリンクに飛んだり、SNSを開いたりしなければ、問題ないでしょう。

紙の地図頼りのドライブに初挑戦

続いて、私自身の実験結果をご紹介します。

【図6-1】が私の普段通りの生活のスケジュールの例を表しています。平日にオンライン習慣となっている行動がいくつかあります。毎朝、目が覚めてから起き上がるまでの数分間、スマホでネットニュースを確認しています。我が家にもテレビがないので、食事中には代わりにタブレットでインターネット動画を視聴しています。夕食後にLINEを一括で返信するようにしています。

休日のオンライン習慣としては、公共交通機関の利用にスマホ決済を、飲食店の検索に

[図6－1] オンライン習慣の記録の例（筆者、平日）

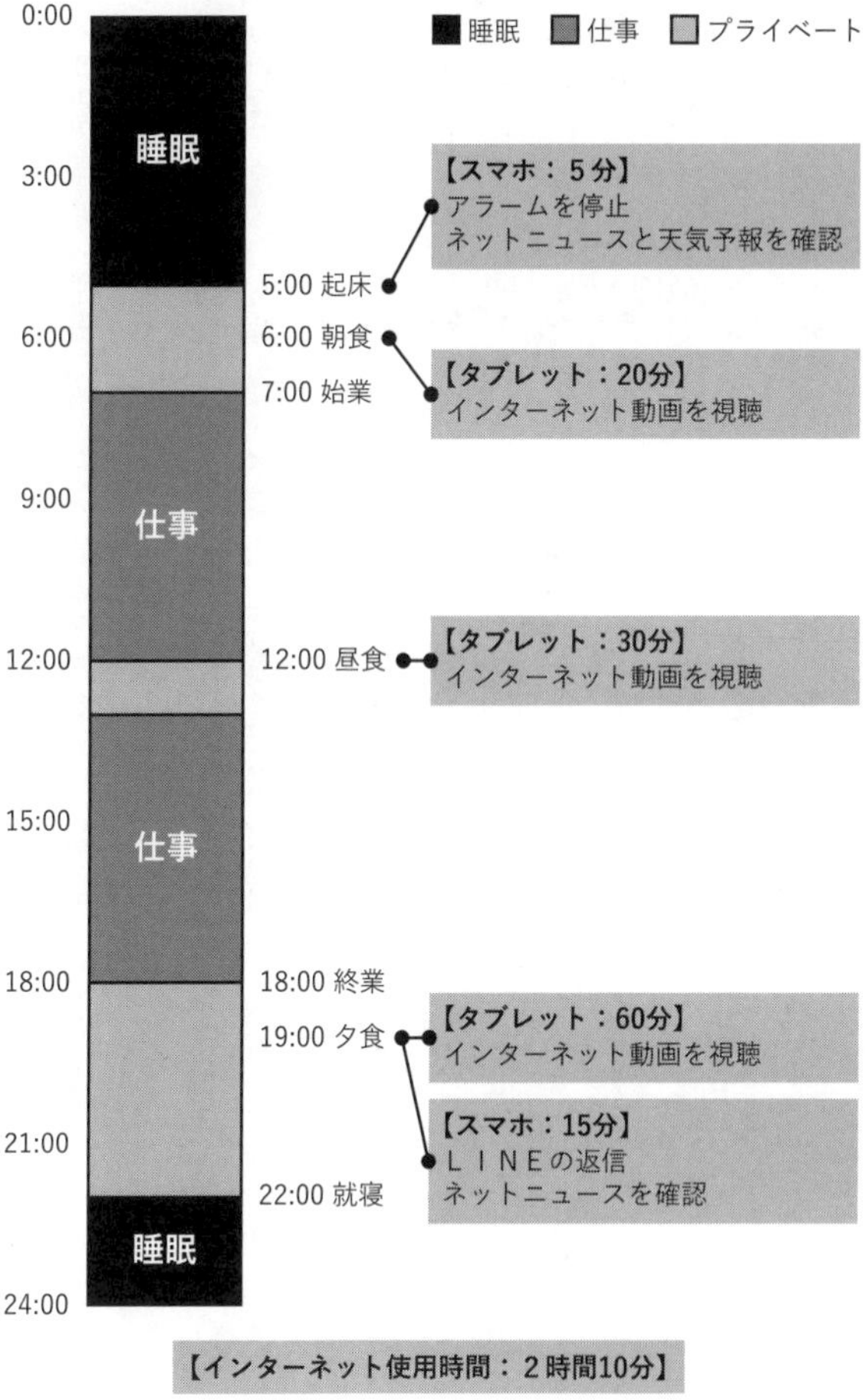

地図アプリや食べログを、スケジュールの確認にカレンダーアプリを主に利用しています。平日のインターネット使用時間の平均は１２５分、休日は１９２分でした。

脱オンライン生活では、食事中に視聴していたインターネット動画の代わりに、ＣＤで音楽を流すようにしました。ＢＧＭがあると、なんだかお店で外食をしているような楽しい気分になりました。味も、心なしか美味しく感じられました。動画を見ながらだと視覚の一部がタブレットに取られてしまいますが、音楽のみの場合は視覚を１００パーセント食事に集中させることができるため、より美味しく感じられたのだと思います。

余暇の時間については、私も読書を取り入れるべきであったと反省しています。科学者にとって、仕事と趣味の境目は曖昧なのです。自分の好きな研究をしていたら、ありがたいことにお給料をいただけます。そのため、私の場合はインターネット動画の視聴やＬＩＮＥの返信に使っていた余暇の時間が、そのまま仕事の時間に置き換わってしまいました。みなさんはどうか真似《まね》しないようにお願いします。

休日の過ごし方については、特に大きな変化が感じられました。

脱オンライン生活の最終日、彼女と一緒に宮城県の大崎市へ出かける予定が決まっていました。仙台から高速バスで1時間ほど北へ向かった場所にあります。「12時に古川駅で待ち合わせ」の約束を最後に、私は1週間音信不通となりました。「スマホなしで待ち合わせが成立するのだろうか？」と、不安な気持ちで古川駅に向かう高速バスへと乗り込みました。スマホ決済が使えないため、クローゼットの奥から使わなくなったカードのＳｕｉｃａを取り出してきました。駅に着くと、無事に彼女の姿が見えました。音信不通の間に愛想を尽かされていなかったようで、ほっと胸をなでおろしました。

さて、問題はここからです。ランチを食べるため、お目当てのレストランに向かう予定でした。地図アプリが使えないため、まずはコンビニで紙の地図を購入するところから始めました。ところが目的地となるレストランがそもそも地図には載っておらず、どこにあるのかわかりませんでした。そこで、地図とは別に、そのレストランが紹介されている雑誌を探して、住所を調べました。

紙の地図を使った初めてのドライブに挑戦です。地図アプリの場合は、現在地を示すアイコンが地図上に表示され、目的地までナビしてくれます。しかし、紙の地図の場合は現在地を自分で把握しなくてはなりません。仙台のような都市部であれば、目印となる建物や施設がたくさんあります。その日に訪れた大崎は、失礼ながら目印となるものがほとんどなく、車窓には豊かな田園風景が広がっていました。まれに出現するコンビニをかすかな手掛かりに、レストランを目指しました。迷いながらも、やっとの思いでレストランへ到着することができました。

店内に入りメニューを開くと、料理名しか書かれていないスタイルでした。こんなとき、普段であればスマホで検索をして、ＳＮＳの投稿写真を見ながら選んでいます。今回は料理名の雰囲気だけで美味しそうなものを注文してみました。出てくるまでどのような料理かわからないのもお楽しみです。どれも美味しく、大満足のランチになりました。

紙の地図によるドライブの再開です。次の目的地であるカフェまでの道順を地図で確認して、出発進行です。購入した地図は1枚の大きな紙のタイプではなく、冊子状のものでした。このような地図の場合は、ページを移動するのにコツがいります。地図の続きが必ずしも隣のページにあるわけではなく、数ページ先に飛んでいることもあります。最初はわけがわからず混乱しました。スマホやカーナビがなかった時代は、こうしてドライブを楽しんでいたのでしょうね。私が子どものころ、両親の車のグローブボックスには、必ず紙の地図が入っていたことを思い出しました。

紙の地図さばきにもようやく慣れてきたところで、カフェに到着しました。アイスコーヒーを注文すると、とてもおしゃれな容器で出てきました。記念に写真を撮りたいところですが、スマホがありません。こんなこともあろうかと、代わりにインスタントカメラを持って行きました。インスタントカメラを構えたとき、違和感を覚えました。スマホのカメラで撮影する場合、ファインダーをのぞくことはありません。ファインダー越しに見える像と、実際に写る像が異なるのです。この現象を視差効果（パララックス）といいます。アイスコーヒーを真ん中に写したつもりが、左下にきてしまいました【図6−2・左】。オートフォーカス機能もやや甘く、ぼやけた写真となってしまいました。全く思い通りに撮れなかった写真ではありますが、いかがでしょうか？

我ながら何となく味のある作品が撮れたのではないかと満足しています。スマホなら何度でも撮り直せますが、インスタントカメラは一発勝負です。フィルム代も1枚100円程度かかりますから、1枚の写真に気合が入り自然と愛着がわくようです。

最後に、コスモス園を訪れました。初めて見るオレンジのコスモスの写真も記念に撮りました【図6−2・右】。薄暗さとぼやけ具合も相まって、CDのジャケットみたいだなと、こちらの作品も気に入っています。

コスモス園を出るころには、辺りはすっかり暗くなっていました。あとは古川駅へと戻るだけ、そう思って地図を開くと絶望しました。紙の地図はスマホの画面と違って光らな

［図6－2］インスタントカメラで撮影した写真

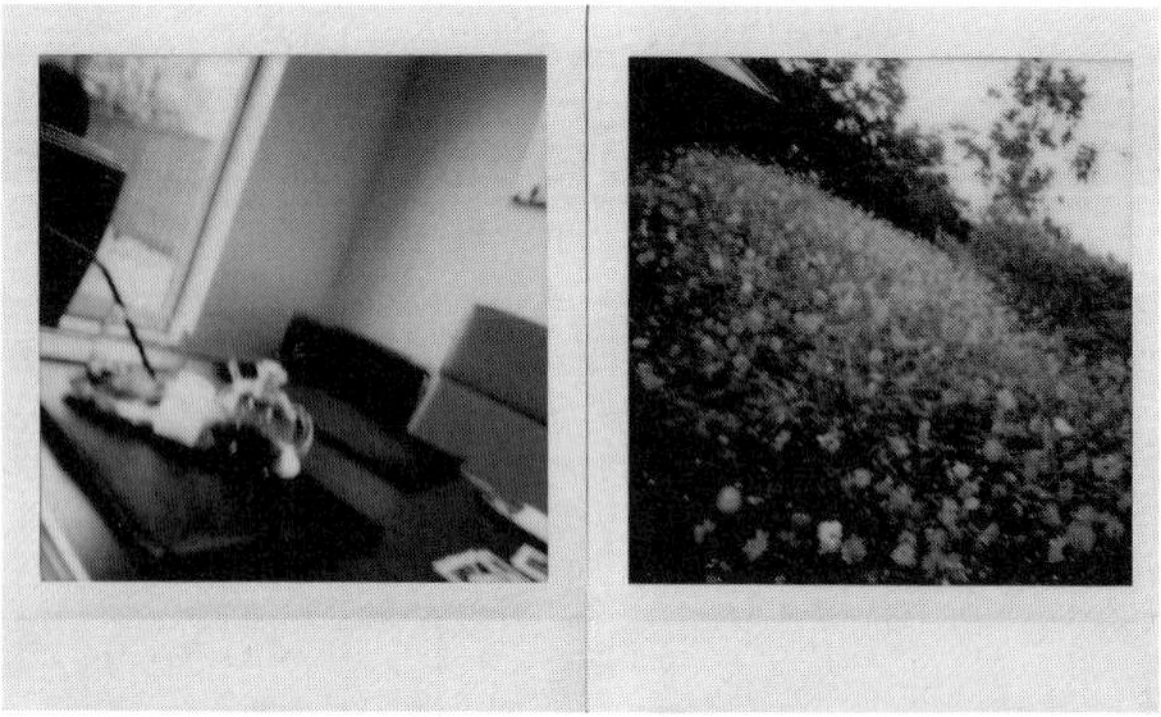

いのです。日が暮れた後は、地図は全く機能しなくなってしまいました。昔は夜のドライブに備えて懐中電灯もセットで持っていたのでしょうか？　予期せぬ事態に困惑しながらも、来た道を引き返すので記憶を頼りにすることにしました。すると不思議と覚えているもので、曲がった位置の建物、道中の景色――地図アプリの指示に従って走っていたら気にも留めなかった目印たちが私たちを導いてくれました。やはり紙の地図を見ながら脳を使って走っていると、道順が記憶に残るものなのだと実感が得られました。

古川駅に到着したのは20時過ぎでした。バス停で時刻表を見ると最終バス「20時」の文字が……。スマホがあれば事前に検索できましたが、時刻表を調べる術がありませんでした。やむを得ず新幹線で帰路に就き、紙の地図での大冒険は幕を閉じました。地図アプリ禁止ルールに嫌な顔をせず、非日常のイベントの一つとして一緒に楽しんでくれた寛大な彼女に感謝です。

このように、実際に脱オンライン生活を体験してみるとたくさんの気づきがありました。私たちの普段の生活がいかにオンライン頼りになっていたのかを痛感しました。

今日からできる脱オンライン習慣のススメ

私の実体験も踏まえて、みなさんに脱オンライン習慣の取り入れ方をご提案します。

今回の実験では、最初の1週間で普段通りの生活の記録を取ったことに重要な意味がありました。まずはいまの自分にどれだけオンライン習慣がついてしまっているのか把握することがスタート地点になります。みなさんも、少なくとも平日と休日の1日ずつで構いませんので、自分自身の生活の記録を取ってみてください。

いまの状態がわかったら、続いてそれぞれのオンライン習慣が必要不可欠なものなのか、他のアナログな方法に置き換えられないのかを考えてみてください【図6-3】。必要不可欠なものは残します。必要不可欠とまではいえなくても、置き換えた場合のメリットとデ

[図6−3] スマホやタブレット等の主な用途と置き換え

■編集者

普段通りの生活	脱オンライン生活
ニュースやドラマ、スポーツ中継などをタブレットで視聴（食事や家事中の「ながら視聴」含む）	ラジオプレーヤーで聴取
起床後や就寝前、通勤途中などの空き時間にスマホでネットニュースや電子書籍を読む	紙の新聞や書籍を読む
スマホ決済、店の予約など	現金、クレジットカード、電話予約など
モバイル版の定期券	実験ではスマホ使用を継続
時刻表や地図の検索	実験ではスマホ使用を継続

■筆者

普段通りの生活	脱オンライン生活
食事中の動画視聴	CDプレーヤーで音楽鑑賞
起床後や就寝前にネットニュースを読む	紙の新聞で読む
スマホアプリを使ったインスタントメッセージの返信や無料通話	実験中はやりとりしない
モバイル版の交通系電子マネー	交通系ICカード
地図の検索	紙の地図
カメラ機能	インスタントカメラ

メリットを天秤《てんびん》にかけて、デメリットの方が大きければ、そのまま維持しても差し支えないでしょう。

仕分けのポイントは二つあります。一つはオンラインでなければ絶対にできないことなのかどうかです。例えば、第4章でもご説明したように、海外など遠くに住んでいる人と頻繁にやりとりを行なうということは、オンラインでしかできません。また、ニュース速報など情報を即座に得られることもオンラインの特権です。

もう一つは、楽をしても差し支えない行動かどうかです。例えば、第2章でもご説明したように、脳に負荷をかけて発達を促すことが必要である、勉強などの学習に関わる行動は決してオンラインに置き換えるべきではありません。また、第4章でもご説明したように、相手の気持ちを推し量ったり自分の感情を制御したりする前頭前野の機能が必要な、コミュニケーションに関わる行動も、オンラインには置き換えられません。反対に、お店での会計や公共交通機関の支払いは楽をしても差し支えない行動なので、スマホ決済などは維持する価値があると思います。

ここまでできたら、最後に実践です。まずは平日と休日、それぞれ1日ずつで構いませんので、脱オンライン生活を体験してみてください。実際に取り組んでみて、改めてオンライン習慣の取捨選択を行ないましょう。アナログな方法に置き換えてみて問題なかったものは、そのまま続けましょう。逆に使えなくなって著しく不便に感じたものは復活させます。

ちなみに私がアナログの方法に置き換えたのは、スマホのアラーム、ネットニュース、インターネット動画です。

スマホのアラームは、それ自体にデメリットはありません。しかし、目が覚めて最初に触るものがスマホだと、アラームを止めた流れで布団の中でネットニュースを見るという習慣がついてしまっていました。スマホのアラームを目覚まし時計に置き換えることで、布団の中で無駄にダラダラすることがなくなり、目覚めと同時に起床できるようになりました。

ネットニュースは紙の新聞に置き換えました。ネットニュースには、リアルタイムで最新情報が得られるという、紙の新聞にはないメリットがあります。しかし、情報の質が必ずしも高いとはいえず、自分にとって有益ではない無駄な情報にまで触れてしまうというデメリットがあります。

紙の新聞の場合には、紙面という物理的な制限があるため、情報が取捨選択されています。無限に書けるネットニュースと違って、（良くも悪くもですが）選択された情報のみを受け取ることができます。また、紙の新聞を読むことは読書に類する活動であり、脳を活性化するという意味でもメリットがあります。

インターネット動画は、音楽鑑賞と読書に置き換えました。インターネット動画には、際限なく時間を奪ってくるというデメリットがあります。1本の動画は数分程度しかありません。しかし、動画を再生したユーザーの好みを分析し、自動で類似する動画をおすすめしてくる機能があります。そのため、あと1本だけと思いながらも次の動画をクリックし続けてしまうのです。

反対に私が残すことに決めたオンライン習慣は、スマホ決済、天気予報アプリ、1日1回のLINEです。

スマホ決済は主に公共交通機関の乗車に使用しています。受信機にスマホをかざすだけですから、行動としてはICカードに置き換えても大差ありません。スマホの場合は定期券の購入や残高のチャージなどを、券売機を使わずにスマホの中だけで完結できるので、カードよりも便利でメリットがあるといえます。

天気予報アプリのメリットは、情報の即時性です。紙の新聞でも天気予報の機能は置き換えられますが、やはり即時性は劣ります。脱オンライン生活実験のときにも、天気予報が確認できなかった影響で、雨に降られてずぶ濡れになるという事態に見舞われました。現在の天気予報アプリには、リアルタイムで雨雲の位置を教えてくれる機能までありります。天気予報の確認には数秒あれば十分ですし、残すメリットの方が大きいと判断しました。

最後に、１日１回のＬＩＮＥです。これは実験前から自主的に取り組んでいた試みの継続になります。第２章でもご紹介したように、インスタントメッセージはできるだけ使用頻度を下げた方が、集中力の低下などの悪影響を避けることができます。

しかし、完全に使用をやめるというのも難しいのが現状ではないでしょうか。第４章でも述べたように、オンライン・コミュニケーションは対面コミュニケーションの「つなぎ」です。あくまでつなぎとしてではありますが、人間関係の維持のために最低限の使用は続けても差し支えないかと思います。

インドでは、平均年齢約30歳のスマホ使用者２３７人を対象に、スマホの通知を受信する頻度とストレスおよび幸福度の関係について検証する実験が行なわれました。[3]実験では、最初の１週間はスマホの通知を通常通り受信しました。２週目と３週目には、それぞれ１日３回、決まった時間にまとめて受信する条件、または完全に通知を切る条件で行なわれました。

解析の結果、1週目と比較して、1日3回の通知を受信した週の方がストレスの軽減と、幸福度の向上が見られました。一方で、通知を完全に切った週では、不安の傾向や取り残される恐怖（Fear Of Missing Out：FOMO）の傾向が高くなっていました。つまり、いきなり通知を完全に切ってしまうと、逆に悪影響となってしまう可能性もあるのです。そこで私は、LINEなどの通知の確認は1日1回と決めて、夕食後に見るのを習慣化しています。

このように、みなさんも自分のオンライン習慣を顧みて、取捨選択してみてください。この方法であれば、一人ひとりに個別化された最適な脱オンライン習慣を無理なく作ることができます。

オンライン習慣との上手な付き合い方

本書をここまで読み進めてくださったみなさんは、オンライン習慣のリスクを知っていただいた上で、最適な脱オンライン習慣を作ることができたのではないでしょうか。

この習慣を続けていくためには、自己管理能力が必要になります。第1章でご紹介した通り、前頭前野の機能の一つに、計画を立ててやり通したり、感情や行動を抑制したりする実行機能があります。スマホの魅力に負けそうな心を抑制して、脱オンライン習慣の計画を立てて、やり通す「自己管理能力」を支える機能です。

何事も続けることは難しいものです。繰り返しになりますが、いきなりすべてのオンライン習慣を断つ必要はありません。大切なのは、小さなことでもよいので無理のない範囲で始めることです。脳がはたらかない状態を作り出してしまうオンライン習慣を一つでも減らすことは、逆にいうと、前頭前野を使う機会を増やすことにつながります。そして、それは脱オンライン習慣を続けるために必要な自己管理能力を育てることにもなっていくはずです。脱オンライン習慣によって前頭前野をはたらかせ、鍛えられた前頭前野の自己管理能力を発揮して脱オンライン習慣を継続していく、そんな好循環を生み出すことができれば理想的ではないでしょうか。

オンライン習慣が持つリスクを指摘する研究論文が出版され始め、スマホなどを販売する企業もその存在を無視することができなくなってきました。２０１８年に発表されたA pple社のiOS 12には、「制限機能」としてスクリーンタイム機能が追加されました。スクリーンタイム機能とは、各ユーザーが自分で使ったアプリの種類や使用時間を記録することができる機能です。

スクリーンタイム機能の追加は、何を意味しているでしょうか？

おそらく、企業による訴訟対策ではないかと考えられます。将来、「スマホのせいで子どもの脳発達が阻害された」「大人でも脳が萎縮してしまった」などと、スマホを製造・販売する企業に対して訴訟を起こす人が出てくるかもしれません。そうなると、企業は多額の損害賠償を支払わなければならない可能性が出てきます。そのリスクを避けるため、スクリーンタイム機能を追加して、「自分たちで適度に使用時間を制限して使ってくださいね」と、自己責任として押しつけてきたわけです。

「ピンチはチャンス」という言葉がありますが、まさに私はいまの状況を好機であると感じています。なぜなら、スマホという自己管理能力を鍛え前頭前野を育てる上で最高の教材が存在しているからです。多くの人が依存状態におちいってしまうほど、魅力的な機能がたくさんつまったスマホを、もしも上手に使いこなすことができたら、ヒトはさらに進化することができるかもしれません。

遥か昔、私たちの祖先は火を使いこなすことに成功し、文明をさらに発展させました。動物たちにとって、火は命を奪う危険な存在でした。しかし、火を味方につけたヒトは、調理をしたり、暖を取ったり、外敵から身を守ったりできるようになりました。危険なものも、使い方次第では大きなメリットをもたらしてくれるのです。

多くの人類がオンライン習慣にどっぷりと浸かってしまい、前頭前野の機能が失われ滅びゆく運命を辿《たど》ってしまうのでしょうか。

それとも、スマホという危険でかつ便利なものを使いこなし、前頭前野の機能を手放すこともなく人類が生き延び、さらなる繁栄を遂げていくのでしょうか。

GIGAスクール構想により、1人1台のデジタル機器が確実に子どもたちの手に渡ります。賽《さい》は投げられたのです。約40年後の未来はどちらに転んでいるでしょうか？

21世紀を生きる私たちの手に握られているのは、スマホではなく人類の未来です。

おわりに
前頭前野の「自己管理能力」でスマホから身を守れ！

2060年、この年には、1981〜96年に生まれた「デジタルネイティブ」の世代が65歳以上人口の多数を占めるようになっています。果たして世界はどうなっているでしょうか。このまま対策を講じなければ、オンライン習慣によって前頭前野の機能が衰え、「ものを考えられない」「何かに集中することができない」「コミュニケーションがとれない」、そんな人たちであふれかえってしまうのではないかと、危機感を覚えています。

本書の監修者である川島隆太教授が座長、私が委員を務めている、仙台市教育委員会「学習意欲」の科学的研究に関するプロジェクトで、スマホ等の使用が学力に悪影響を及ぼすことを示す結果が初めて得られたのは2013年のことでした。私たちはそれから、書籍を出版したり、講演会を開催したりして、スマホの危険性を世の中に知らせるため啓発に励んできました。その取り組みも空しく、スマホの保有率や使用時間は年々増加の一途をたどっています。危険性を伝えるだけでは、強大な「デジタル化」の波に抗うことはできないようです。

次の一手として我々に求められるのは、どのようにすればスマホの使用時間を減らすことができるのか、その方法を研究することであると考えています。これからはスマホの危険性を叫ぶだけではなく、具体的にどのようにスマホと付き合っていけばいいのかを合わせて示すことが必要になってきます。その一つの方法として、本書では「脱オンライン習慣」をご提案しました。私自身も実践し、この方法であれば誰でも無理なくスマホ等の使用時間を減らすことができると自信を持っておすすめさせていただきます。実は、私の母もかなり重度の「スマホ依存」状態で、最近もの忘れが酷くなってきたとのことなので、本書を渡してすぐにでも取り組んでもらおうと思います。

もう一つ、子どもたちのスマホ等の使用時間を減らすための方法として、現在進めているプロジェクトについても簡単にご紹介させていただきます。第6章の最後でも言及した、前頭前野が支える「自己管理能力」を育てるという方法です。

心理学分野では、「自己決定理論」という有名な理論があります。自己決定理論によると、人間の動機づけ（やる気）は、「内発的動機づけ」と「外発的動機づけ」の二つに分けられます。例えば勉強をする動機に当てはめて考えてみると、「新しいことがわかるようになるのが楽しいから勉強する」というのが内発的動機づけにあたります。一方で、「勉強しないと親に叱られるから勉強する」というのは外発的動機づけにあたります。誰かに無理やりやらされることよりも、自ら進んで行なうことの方が、モチベーション高く、優れたパフォーマンスを発揮できることがわかっています。

子どもたちには、親や教師が頭ごなしに「スマホはやめなさい！」と言っても、反発を招くだけでかえって逆効果となってしまいます。力ずくでスマホを取り上げるのではなく、子どもたちが自らを律し、自分を管理できる強い心を育んでいくことが大切であると考えています。私が提案する方法は、「マイルール」を考えるという取り組みです。2022年8〜11月には、宮城県白石市の小学校でこの取り組みを実施する機会を得ることができました。

最初に、夏休み明けの8月22日、1年生から6年生まで全校児童が参加する集会で、スマホの使用と学力に関する研究結果を説明し、その悪影響について子どもたちに実感してもらうことから始めました。その後、各クラスで話し合いの場を設け、スマホ使用に関するルールを考えてもらい、それを各クラスの学級委員が持ち寄って学校全体のルールを決めてもらいました。ポイントは、大人は意見を挟まずに見守り、子どもたちに一切を任せるということです。白熱した議論の結果、実際に決まったルールが次の三つです。

①ゲーム・スマホは1日2時間以内

②ゲーム・スマホは寝る1時間前までにやめる

③ゲーム・スマホは宿題などやるべきことが終わってから使う

さらに、すべての子どもたちが自分のこととしてルールと向き合えるように、各委員会でルールを守るための取り組みについて話し合ってもらいました。ゲームやスマホと置き換える活動として、例えば、体育委員会は身体を動かす遊びの方法を提案したり、図書委員会は読書を推奨したりしました。脳の発達を止めてしまう恐れのあるオンライン習慣を、脳の発達に良い影響があることがわかっている運動や読書の習慣に置き換えることができれば理想的ですよね。

取り組みの結果、ルールを守ることができた子どもたちは取り組み開始1週目の4割程度から、1カ月後には6割程度にまで増えました。このように、自分たちで決めたルールをみんなで守るという取り組みを通して、スマホ等の誘惑に負けず、目標を最後までやり遂げるという前頭前野の機能をたくさんはたらかせることができるのです。その結果、スマホ等との上手な付き合い方を学ぶと同時に、前頭前野が支える自己管理能力を育てていくことが可能になります。今後このような取り組みを発展させていき、宮城県全域、さらには全国へと広げていきたいと考えています。

「誰かに借りたものは、借りる前よりきれいにして返しましょう」

これは私が幼稚園で習った言葉で、いまでも人生の教訓となっています。700万年ともいわれる人類の長い歴史の中で、ほんのわずか100年足らずの期間、私たちはこの世界を「借りて」生きています。私は、自分が生まれる前よりもこの世界をより良いものにして、次の世代に返さなければならないと考えて研究を行なっています。

本書で言及した「最悪の未来」が現実のものとなることがないように、私がいままで、そしてこれから、人生を捧げて行なう研究の成果が少しでも役に立っていたら幸いです。

本書の執筆にあたり、ご指導いただきました川島隆太教授に感謝を申し上げます。20

13年4月、東北大学理学部を卒業した私は、脳科学を学び研究するため、医学系研究科の修士課程へと進学しました。あれからもうすぐ10年が経とうとしています。本書は私が川島隆太研究室で行なってきた10年分の研究成果を、すべて詰め込んだ内容になっています。

川島先生には、研究者として、人として大切なものをたくさん学ばせていただきました。いつか私も先生を超えるような研究者になりたいと、(物理的にも)大きな背中を必死に追いかけ続けた10年間でした。私にとって先生は育ての父のような存在です。こんなことを書くと、すでに4人のご子息がおられる先生のことですから、「これ以上、息子はいらん!」と突き放されてしまうのは目に見えておりますが……。

最後に、本書の執筆にあたり、脳科学の専門的な小難しい話をわかりやすく「翻訳」するために、たくさんのご助言をいただき、また「脱オンライン実験」の被験者としてもご協力いただきました、朝日新聞出版の海田文さんに深く御礼申し上げます。

2023年1月

東北大学加齢医学研究所
助教　榊 浩平

with diabetes, cardiovascular disease and death: systematic review and meta-analysis. *Diabetologia* **55**, 2895-2905, doi:10.1007/s00125-012-2677-z (2012).

15 Zhai, L., Zhang, Y. & Zhang, D. Sedentary behaviour and the risk of depression: a meta-analysis. *Br. J. Sports Med.* **49**, 705-709, doi:10.1136/bjsports-2014-093613 (2015).

16 WHO. WHO guidelines on physical activity and sedentary behaviour: web annex: evidence profiles. (2020).

17 Frey, C. B. & Osborne, M. A. The future of employment: How susceptible are jobs to computerisation? *Technological Forecasting and Social Change* **114**, 254-280, doi:10.1016/j.techfore.2016.08.019 (2017).

18 Arntz, M., Gregory, T. & Zierahn, U. *The Risk of Automation for Jobs in OECD Countries: A Comparative Analysis*. OECD Social, Employment and Migration Working Paper No. 189 https://doi.org/10.1787/5jlz9h56dvq7-en (OECD Publishing, 2016).

19 Autor, D. H. Why Are There Still So Many Jobs? The History and Future of Workplace Automation. *J. Econ. Perspect.* **29**, 3-30, doi:10.1257/jep.29.3.3 (2015).

第6章

1 Winkler, A., Dorsing, B., Rief, W., Shen, Y. & Glombiewski, J. A. Treatment of internet addiction: a meta-analysis. *Clin. Psychol. Rev.* **33**, 317-329, doi:10.1016/j.cpr.2012.12.005 (2013).

2 Radtke, T., Apel, T., Schenkel, K., Keller, J. & von Lindern, E. Digital detox: An effective solution in the smartphone era? A systematic literature review. *Mobile Media & Communication* **10**, 190-215, doi:10.1177/20501579211028647 (2021).

3 Fitz, N. *et al.* Batching smartphone notifications can improve well-being. *Comput. Human Behav.* **101**, 84-94, doi:10.1016/j.chb.2019.07.016 (2019).

1016/s0140-6736(20)30367-6 (2020).
4 Valenzuela, M. J. & Sachdev, P. Brain reserve and dementia: a systematic review. *Psychol. Med.* **36**, 441-454, doi:10.1017/S0033291705006264 (2006).
5 Young, K. S. & Rogers, R. C. The relationship between depression and Internet addiction. *Cyberpsychology & behavior* **1**, 25-28 (1998).
6 Ho, R. C. *et al.* The association between internet addiction and psychiatric co-morbidity: a meta-analysis. *BMC Psychiatry* **14**, doi: Artn 18310.1186/1471-244x-14-183 (2014).
7 Yoon, S., Kleinman, M., Mertz, J. & Brannick, M. Is social network site usage related to depression? A meta-analysis of Facebook-depression relations. *J. Affect. Disord.* **248**, 65-72, doi:10.1016/j.jad.2019.01.026 (2019).
8 Verduyn, P. *et al.* Passive Facebook usage undermines affective well-being: Experimental and longitudinal evidence. *J. Exp. Psychol. Gen.* **144**, 480-488, doi:10.1037/xge0000057 (2015).
9 Alimoradi, Z. *et al.* Internet addiction and sleep problems: A systematic review and meta-analysis. *Sleep Med. Rev.* **47**, 51-61, doi:10.1016/j.smrv.2019.06.004 (2019).
10 Tahkamo, L., Partonen, T. & Pesonen, A. K. Systematic review of light exposure impact on human circadian rhythm. *Chronobiol. Int.* **36**, 151-170, doi:10.1080/07420528.2018.1527773 (2019).
11 Zhai, L., Zhang, H. & Zhang, D. Sleep Duration and Depression among Adults: A Meta-Analysis of Prospective Studies. *Depress. Anxiety* **32**, 664-670, doi:10.1002/da.22386 (2015).
12 Yao, M. Z. & Zhong, Z.-j. Loneliness, social contacts and Internet addiction: A cross-lagged panel study. *Comput. Human Behav.* **30**, 164-170, doi:10.1016/j.chb.2013.08.007 (2014).
13 Bauman, A. *et al.* The descriptive epidemiology of sitting. A 20-country comparison using the International Physical Activity Questionnaire (IPAQ). *Am. J. Prev. Med.* **41**, 228-235, doi:10.1016/j.amepre.2011.05.003 (2011).
14 Wilmot, E. G. *et al.* Sedentary time in adults and the association

doi:10.1016/j.neuron.2008.03.020 (2008).
9 van der Kleij, R., Maarten Schraagen, J., Werkhoven, P. & De Dreu, C. K. W. How Conversations Change Over Time in Face-to-Face and Video-Mediated Communication. *Small Group Research* **40**, 355-381, doi:10.1177/1046496409333724 (2009).
10 Baltes, B. B., Dickson, M. W., Sherman, M. P., Bauer, C. C. & LaGanke, J. S. Computer-Mediated Communication and Group Decision Making: A Meta-Analysis. *Organ. Behav. Hum. Decis. Process.* **87**, 156-179, doi:10.1006/obhd.2001.2961 (2002).
11 Fullwood, C. The effect of mediation on impression formation: a comparison of face-to-face and video-mediated conditions. *Appl. Ergon.* **38**, 267-273, doi:10.1016/j.apergo.2006.06.002 (2007).
12 Ikeda, S. *et al.* Steady Beat Sound Facilitates both Coordinated Group Walking and Inter-Subject Neural Synchrony. *Front. Hum. Neurosci.* **11**, 147, doi:10.3389/fnhum.2017.00147 (2017).
13 Nozawa, T., Sasaki, Y., Sakaki, K., Yokoyama, R. & Kawashima, R. Interpersonal frontopolar neural synchronization in group communication: An exploration toward fNIRS hyperscanning of natural interactions. *NeuroImage* **133**, 484-497, doi:10.1016/j.neuroimage.2016.03.059 (2016).
14 Yamamoto, R. *et al.* An investigation of brain synchrony between students and their teacher during a secondary school EFL lesson. *Breaking Theory: New Directions in Applied Linguistics,* 201 (2015).

第5章

1 Spitzer, M. Digitale demenz. *Nervenheilkunde* **31**, 493-497 (2012).
2 Manwell, L. A., Tadros, M., Ciccarelli, T. M. & Eikelboom, R. Digital dementia in the internet generation: excessive screen time during brain development will increase the risk of Alzheimer's disease and related dementias in adulthood. *J. Integr. Neurosci.* **21**, 28, doi:10.31083/j.jin2101028 (2022).
3 Livingston, G. *et al.* Dementia prevention, intervention, and care: 2020 report of the Lancet Commission. *Lancet* **396**, 413-446, doi:10.

PISA, http://doi.org/10.1787/9789264239555-en (OECD Publishing, 2015).
9 Takeuchi, H. *et al.* Impact of frequency of internet use on development of brain structures and verbal intelligence: Longitudinal analyses. *Hum. Brain Mapp.* **39**, 4471-4479, doi:10.1002/hbm.24286 (2018).
10 Young, K. S. *Caught in the Net: How to Recognize the Signs of Internet Addiction--and a Winning Strategy for Recovery.* (John Wiley & Sons, 1998).

第3章

1 Baumeister, R. F. & Leary, M. R. The Need to Belong: Desire for Interpersonal Attachments as a Fundamental Human Motivation. *Psychol. Bull.* **117**, 497-529 (1995).
2 Perlman, D. & Peplau, L. A. Toward a social psychology of loneliness. *Personal relationships* **3**, 31-56 (1981).
3 Beutel, M. E. *et al.* Loneliness in the general population: prevalence, determinants and relations to mental health. *BMC Psychiatry* **17**, 97, doi:10.1186/s12888-017-1262-x (2017).
4 Nakagawa, S. *et al.* White matter structures associated with loneliness in young adults. *Sci. Rep.* **5**, 17001, doi:10.1038/srep17001 (2015).
5 Eisenberger, N. I., Lieberman, M. D. & Williams, K. D. Does rejection hurt? An fMRI study of social exclusion. *Science* **302**, 290-292, doi:10.1126/science.1089134 (2003).
6 Takeuchi, H. *et al.* The impact of parent-child interaction on brain structures: cross-sectional and longitudinal analyses. *JNeurosci.* **35**, 2233-2245, doi:10.1523/JNEUROSCI.0598-14.2015 (2015).
7 Matsudaira, I. *et al.* Parental Praise Correlates with Posterior Insular Cortex Gray Matter Volume in Children and Adolescents. *PLoS One* **11**, e0154220, doi:10.1371/journal.pone.0154220 (2016).
8 Izuma, K., Saito, D. N. & Sadato, N. Processing of social and monetary rewards in the human striatum. *Neuron* **58**, 284-294,

improved executive functions, episodic memory, and processing speed in healthy elderly people: evidence from a randomized controlled trial. *Age (Dordr)* **36**, 787-799, doi:10.1007/s11357-013-9588-x (2014).

第2章

1 Junco, R. Too much face and not enough books: The relationship between multiple indices of Facebook use and academic performance. *Comput. Human Behav.* **28**, 187-198, doi:10.1016/j.chb.2011.08.026 (2012).

2 Zhou, Z., Zhu, H., Li, C. & Wang, J. Internet addictive individuals share impulsivity and executive dysfunction with alcohol-dependent patients. *Front. Behav. Neurosci.* **8**, 288, doi:10.3389/fnbeh.2014.00288 (2014).

3 Yen, J. Y., Ko, C. H., Yen, C. F., Wu, H. Y. & Yang, M. J. The comorbid psychiatric symptoms of Internet addiction: attention deficit and hyperactivity disorder (ADHD), depression, social phobia, and hostility. *J. Adolesc. Health* **41**, 93-98, doi:10.1016/j.jadohealth.2007.02.002 (2007).

4 Taki, Y. *et al.* Sleep duration during weekdays affects hippocampal gray matter volume in healthy children. *NeuroImage* **60**, 471-475, doi:10.1016/j.neuroimage.2011.11.072 (2012).

5 Takeuchi, H. *et al.* The impact of television viewing on brain structures: cross-sectional and longitudinal analyses. *Cereb. Cortex* **25**, 1188-1197, doi:10.1093/cercor/bht315 (2015).

6 Takeuchi, H. *et al.* Impact of videogame play on the brain's microstructural properties: cross-sectional and longitudinal analyses. *Mol. Psychiatry* **21**, 1781-1789, doi:10.1038/mp.2015.193 (2016).

7 Sparrow, B., Liu, J. & Wegner, D. M. Google Effects on Memory: Cognitive Consequences of Having Information at Our Fingertips. *Science* **333**, 776-778, doi:10.1126/science.1207745 (2011).

8 OECD. *Students, computers and learning. Making the connection,*

参考文献

第1章

1 Abe, N. & Greene, J. D. Response to anticipated reward in the nucleus accumbens predicts behavior in an independent test of honesty. *J. Neurosci.* **34**, 10564-10572, doi:10.1523/JNEUROSCI.0217-14.2014 (2014).

2 Heberlein, A. S., Padon, A. A., Gillihan, S. J., Farah, M. J. & Fellows, L. K. Ventromedial frontal lobe plays a critical role in facial emotion recognition. *J. Cogn. Neurosci.* **20**, 721-733, doi:10.1162/jocn.2008.20049 (2008).

3 Masten, C. L., Morelli, S. A. & Eisenberger, N. I. An fMRI investigation of empathy for 'social pain' and subsequent prosocial behavior. *Neuroimage* **55**, 381-388, doi:10.1016/j.neuroimage.2010.11.060 (2011).

4 Goel, V. & Dolan, R. J. The functional anatomy of humor: segregating cognitive and affective components. *Nat. Neurosci.* **4**, 237-238, doi:10.1038/85076 (2001).

5 Scammon. The measurement of the body in childhood. *In Harris : The measurement of Man* (1930).

6 Kawashima, R. *et al.* Reading aloud and arithmetic calculation improve frontal function of people with dementia. *J. Gerontol. A Biol. Sci. Med. Sci.* **60**, 380-384, doi:10.1093/gerona/60.3.380 (2005).

7 Nouchi, R. *et al.* Brain training game improves executive functions and processing speed in the elderly: a randomized controlled trial. *PLoS One* **7**, e29676, doi:10.1371/journal.pone.0029676 (2012).

8 Nouchi, R. *et al.* Brain training game boosts executive functions, working memory and processing speed in the young adults: a randomized controlled trial. *PLoS One* **8**, e55518, doi:10.1371/journal.pone.0055518 (2013).

9 Owen, A. M. *et al.* Putting brain training to the test. *Nature* **465**, 775-778, doi:10.1038/nature09042 (2010).

10 Nouchi, R. *et al.* Four weeks of combination exercise training

著・榊　浩平　さかき・こうへい
1989年千葉県生まれ。東北大学応用認知神経科学センター助教。2019年東北大学大学院医学系研究科修了。博士(医学)。人間の「生きる力」を育てる脳科学的な教育法の開発を目指した研究を行なっている。共著に『最新脳科学でついに出た結論「本の読み方」で学力は決まる』(青春出版社)がある。

監修・川島隆太　かわしま・りゅうた
1959年千葉県生まれ。東北大学加齢医学研究所教授。89年東北大学大学院医学研究科修了（医学博士）。脳の機能を調べる「脳機能イメージング研究」の第一人者。ニンテンドーDS用ソフト「脳トレ」シリーズの監修ほか、『スマホが学力を破壊する』(集英社新書)、『オンライン脳』(アスコム)など著書多数。

朝日新書
897

スマホはどこまで脳《のう》を壊《こわ》すか

2023年２月28日第１刷発行
2024年５月10日第８刷発行

著者　榊　浩平
監修　川島隆太
発行者　宇都宮健太朗
カバーデザイン　アンスガー・フォルマー　田嶋佳子
印刷所　図書印刷株式会社
発行所　朝日新聞出版
〒104-8011　東京都中央区築地5-3-2
電話　03-5541-8832（編集）
　　　03-5540-7793（販売）

Published in Japan by Asahi Shimbun Publications Inc.
ISBN 978-4-02-295203-5
定価はカバーに表示してあります。
落丁・乱丁の場合は弊社業務部(電話03-5540-7800)へご連絡ください。
送料弊社負担にてお取り替えいたします。

「外圧」の日本史
白村江の戦い・蒙古襲来・黒船から現代まで

本郷和人
簑原俊洋

遣唐使からモンゴル襲来、ペリーの黒船来航から連合国軍による占領まで、日本が岐路に立たされる時、そこにはつねに「外圧」があった——。メディアでも人気の歴史学者と気鋭の国際政治学者が、対外関係の歴史から日本の今後を展望する。

スマホはどこまで脳を壊すか

榊　浩平／著
川島隆太／監修

何でも即検索、連絡はSNS、ひま潰しに動画やゲーム……スマホやパソコンが手放せない〝オンライン習慣〟は、脳を「ダメ」にする危険性も指摘されている。その悪影響とは——、「脳トレ」の川島教授率いる東北大学の研究チームが最新研究から明らかに。

2035年の世界地図
失われる民主主義、破裂する資本主義

エマニュエル・トッド
マルクス・ガブリエル
ジャック・アタリ
ブランコ・ミラノビッチほか

戦争、疫病、貧困と分断、テクノロジーと資本の暴走——歴史はかつてなく不確実性を増している。「転換点」を迎えた世界をどうとらえるのか。縮みゆく日本で、私たちがなしうることは何か。人類最高の知性の目が見据える「2035年」の未来予想図。

新宗教　戦後政争史

島田裕巳

新宗教はなぜ、政治に深く入り込んでいくのか？　この問いは、日本社会のもう一つの素顔をあぶりだす。新宗教は高度経済成長の産物であり、近代日本社会の宗教体制を色濃く反映している。天皇制とのかかわりに特に着目すれば、「新宗教とは何か」が見えてくる！